Pluvio J. Coronado

Infeção pelo Papilomavírus Humano e rastreio cervical em mulheres idosas

Pluvio J. Coronado

Infeção pelo Papilomavírus Humano e rastreio cervical em mulheres idosas

ScienciaScripts

Imprint

Any brand names and product names mentioned in this book are subject to trademark, brand or patent protection and are trademarks or registered trademarks of their respective holders. The use of brand names, product names, common names, trade names, product descriptions etc. even without a particular marking in this work is in no way to be construed to mean that such names may be regarded as unrestricted in respect of trademark and brand protection legislation and could thus be used by anyone.

Cover image: www.ingimage.com

This book is a translation from the original published under ISBN 978-3-659-81537-9.

Publisher:
Sciencia Scripts
is a trademark of
Dodo Books Indian Ocean Ltd. and OmniScriptum S.R.L publishing group

120 High Road, East Finchley, London, N2 9ED, United Kingdom
Str. Armeneasca 28/1, office 1, Chisinau MD-2012, Republic of Moldova, Europe
Printed at: see last page
ISBN: 978-620-8-16198-9

Índice

Capítulo 1: Epidemiologia da infeção pelo papilomavírus humano e doenças associadas

Mónica Bellón del Amo, MD, PhD e F. Javier García Santos, MD, PhD

Departamento de Obstetrícia e Ginecologia. Hospital Clínico San Carlos. Universidade Complutense. Madrid, Espanha

Distribuição mundial do papilomavírus humano

O conhecimento da distribuição da infeção cervical pelo papilomavírus humano (HPV) na população em geral é clinicamente relevante. Foi publicada uma meta-análise abrangente para avaliar o peso da infeção por HPV em mulheres sem doença cervical[1] . Duas fontes iniciais forneceram estimativas que podem refletir a prevalência global, a prevalência específica da idade e a prevalência específica do tipo, com variabilidade internacional do HPV.

A prevalência e a distribuição dos tipos de HPV são altamente desejáveis para avaliar o impacto das vacinas profilácticas contra o HPV num futuro próximo e o tratamento das doenças relacionadas com o HPV. A infeção pelo HPV do trato anogenital inferior é uma das infecções sexualmente transmissíveis mais comuns em todo o mundo. Com base em observações transversais, estima-se que cerca de 10% das mulheres em todo o mundo com resultados citológicos normais têm uma infeção por HPV no trato genital inferior[2] . A infeção por certos tipos de HPV é aceite como um fator causal e necessário para o cancro do colo do útero .[3]

Ao longo de décadas de evolução, os HPV adaptaram-se a hospedeiros e nichos específicos, razão pela qual diferentes tipos de HPV têm sido associados a diferentes doenças e a diferenças na prevalência. Um estudo transversal que envolveu 1.016.719 mulheres estimou que a prevalência global do HPV era de 11,7% (intervalo de confiança de 95%, 11,6%-11,7%). A África Subsariana (24,0%), a Europa de Leste (21,4%) e a América Latina (16,1%) apresentaram as prevalências mais elevadas (Figura 1). Não só se registaram diferenças notáveis entre regiões, mas também entre países e mesmo dentro da mesma região (ver Tabela 1). Estas análises restringiram-se a mulheres com citologia normal. Os resultados de uma meta-análise[1] estimaram que, num dado momento, 10,4% das mulheres em todo o mundo eram positivas para o ADN do HPV. Os dados relativos às regiões geográficas são muito importantes para a otimização das estratégias de prevenção em cada país .[4]

Tabela 1. Prevalência do HPV entre regiões e países

Região	Total testado	HPV positivo	Prevalência do HPV
MUNDO	1.016.719	73.018	11.7%
Regiões menos desenvolvidas	120.008	17.207	11.8%
Regiões mais desenvolvidas	895.862	55.747	11.3%
ÁFRICA			
Norte de África	172	37	21.5
África Subsaariana	6154	1387	22.9
AMÉRICA			
América do Norte	644.793	31.243	4.7%
América Latina e Caraíbas	48.171	8279	16.1%
ÁSIA			
Ásia Central e Meridional	19164	1261	7.5
Ásia Oriental-Sudeste	5102	1169	12.3
Japão e Taiwan	12859	965	7.5
EUROPA			
Europa de Leste	309	90	29.1
Europa do Norte	16235	1291	8.0
Europa do Sul	4884	276	5.7
Europa Ocidental	48701	2992	6.1

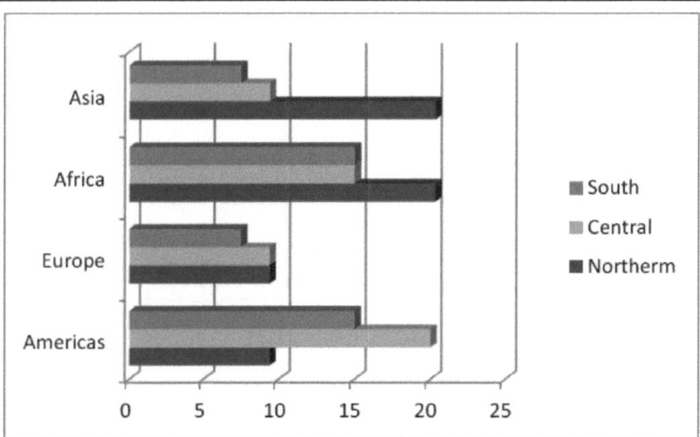

Figura 1. Prevalência do ADN do HPV estimada nas regiões do mundo.

Em relação ao resto do mundo, as mulheres africanas apresentavam a maior prevalência de infeção por HPV (>20%) e o maior risco de cancro invasivo do colo do útero. Alguns factores-chave, como a infeção concomitante pelo VIH, aumentaram a prevalência do HPV. A distribuição do tipo de HPV na Ásia é heterogénea, muito provavelmente devido à mistura de culturas e à vasta gama geográfica e cultural das populações asiáticas. Além disso, a interação biológica entre os tipos de HPV e os factores imunogenéticos do hospedeiro foi heterogénea na distribuição mundial.

O tipo de HPV 16 estava presente em 12,3%, 18,4%, 21,4% e 25,5% das mulheres da África Subsariana, Ásia, América do Sul e Europa, respetivamente[5]. A distribuição da infeção pelo tipo HPV 18 foi semelhante em todas as regiões. Relativamente ao HPV 31, HPV 33, HPV 35, HPV 45 e HPV 58, a heterogeneidade foi importante entre regiões. No Japão, em Taiwan e na África Oriental, o HPV-52 foi o tipo mais comum; em todas as restantes regiões, o HPV16 foi o tipo predominante. O HPV-18 é o segundo tipo mais comum, com excepções como o HPV-58 na África Ocidental[6] e na América do Sul, na Europa Oriental e na América Central o HPV-31 e, por último, o HPV-33 na América do Norte. A prevalência do HPV padronizada para a idade foi aproximadamente cinco vezes mais elevada na África Subsariana do que na Europa, com uma prevalência intermédia na Ásia e na América do Sul. Estas diferenças geográficas podem estar relacionadas com a utilização de ensaios de HPV com sensibilidade para detetar um tipo específico de HPV, mas não explicam totalmente as alterações observadas nas áreas geográficas. Entre as regiões, a diferença mais relevante foi na prevalência do tipo HPV 16 em comparação com os tipos não HPV-16. Estas diferenças são dignas de nota por razões científicas, mesmo que nem sempre sejam relevantes para a prevenção do cancro. Existe uma interação biológica e geográfica entre o vírus e os factores imunogenéticos do hospedeiro.

Distribuição dos tipos de HPV nas mulheres

Os ensaios epidemiológicos que investigam os factores de risco da infeção por HPV demonstraram claramente que os factores determinantes mais importantes da infeção nas mulheres são o número de parceiros sexuais[7] e a exposição a novos parceiros. Ambos representam o fator de risco mais forte para a infeção incidente pelo HPV. A deteção do HPV de alto risco está a tornar-se atractiva como ferramenta de rastreio primário devido à sensibilidade e à relação custo-eficácia .[8]

Os cinco tipos de HPV mais comuns a nível mundial são o HPV-16 (prevalência de 2,5-3,2%), o HPV-18 (0,9-1,4%), o HPV-52 (0,6-0,9%), o HPV-31 (0,7-0,8%) e o HPV-58 (0,6-0,7%). Os HPV16, HPV18, HPV31, HPV58 e HPV52 representam 50% de todas as infecções. A exceção é a África subsariana, onde o tipo de HPV 35 era tão comum como os tipos de HPV 16/18.

A prevalência estimada, bruta e ajustada, do HPV em mulheres com resultados citológicos normais a nível mundial foi de 7,2% e 11,7%, respetivamente. A Europa Oriental e o Sudeste Asiático (14%), a América Latina e as Caraíbas (16%) e as regiões da África Subsariana (24%) apresentaram a prevalência mais elevada. As mulheres com citologia normal têm uma prevalência de 32% de infeção por HPV16/18, inferior à das lesões cervicais graves, 50% de prevalência nas lesões intra-epiteliais escamosas de alto grau, 70% no cancro cervical invasivo e 81,5% nos adenocarcinomas .[9]

Os dois tipos de baixo risco mais comuns foram o HPV42 (6,8%) e o HPV53 (1,9%), o HPV11 e o HPV6, com uma prevalência de 18th e 15th , respetivamente, com uma prevalência reduzida nas mulheres com idades compreendidas entre os 47 e os 70 anos. As infecções múltiplas podem ser um fator de risco para o desenvolvimento de alterações citológicas. O pico de prevalência de infecções múltiplas por HPV registou-se nas mulheres com idades compreendidas entre os 14 e os 25 anos, com 19,9%, enquanto o grupo de mulheres mais velhas, com idades compreendidas entre os 47 e os 70 anos, apresentou uma prevalência mais baixa (5,6%).

Os rácios de probabilidades ajustados para a deteção de HPV foram de 158,2 (intervalo de confiança [IC] de 95%, 113,2-220,6) para carcinomas de células escamosas e 81,3 (IC de 95%, 42,0-157,1) para adenocarcinomas. O risco específico de carcinoma cervical escamoso (CCE) por HPV (ver Quadro 2) foi de 435 para o HPV-16; 248 para o HPV-18; 198 para o HPV-45; 124 para o HPV-31; 200 para o HPV-52; 374 para o HPV-33; 115 para o HPV-58; 74 para o HPV-35; 419 para o HPV-59; 67 para o HPV-51; 45 para o HPV-56 e 54 para o HPV-68 .[10]

Tabela 2. Odds ratio (OR) para o risco de HPV específico do tipo de carcinoma cervical escamoso (SCC).

Tipo de HPV	16	18	45	31	52	33	58	35	59	45	56	68
OU SCC	435	248	198	124	200	374	115	74	419	67	45	54

Um fator de prognóstico importante é a persistência viral, o tipo HPV-16 tende a persistir mais tempo do que outros tipos de alto risco[9] . Os HPV-16 e -18 representaram 70% de todos os casos de cancro do colo do útero e os oito tipos mais comuns (HPV-16, -18, -31, -33, -35, -45, - 52 e -58) representaram 90% dos casos .[11]

Gestão das doenças relacionadas com o HPV

O cancro do colo do útero contribui para 8-9% de todos os cancros femininos a nível mundial e é a segunda neoplasia maligna mais comum nas mulheres de todo o mundo[12] . O cancro do colo do útero é um desfecho raro de uma infeção por HPV não resolvida, com a presença de ADN do HPV em testes repetidos de amostras do colo do útero, conhecida como "infeção persistente".

Outros tumores relacionados incluem carcinomas anais, vaginais, vulvares, penianos, do ânus e da orofaringe (incluindo a base da língua e as amígdalas); estima-se que o HPV seja responsável por 2-5% de todos os cancros a nível mundial[13] . Em 2008, 610 000 dos 12,7 milhões de novos casos de cancro eram atribuíveis ao HPV (4,8%)[14] , com 570 000 casos em mulheres e 39 000 casos em homens. Em 2008, foram estimados 530.000 novos casos de cancro do colo do útero e 80.000 casos de outros tipos de cancro relacionados com o HPV. A estimativa para o ano 2030 de casos de cancro invasivo do colo do útero a nível mundial é de 770 000 novos casos, com um aumento de 2% por ano.

A associação entre a circuncisão masculina e o cancro do colo do útero comparou a prevalência de HPV nos pénis de homens não circuncidados e circuncidados com cerca de 3 vezes menos probabilidades de albergar HPV, de acordo com o estudo multicêntrico do IARC[15] . A deteção de anticorpos séricos contra o HPV e o desenvolvimento de lesões cervicais só ocorreram após a transmissão do HPV; as relações sexuais são um passo necessário para a aquisição da infeção pelo HPV genital, bem como o fator causal de outras doenças.

O peso da infeção por HPV é muito importante nas mulheres de todo o mundo. Cerca de 300 milhões de mulheres têm uma infeção por HPV, estimando-se que 23,3% estejam infectadas com o HPV-16 e 8,5% com o HPV-18. Dos mais de 35 tipos de HPV presentes no trato anogenital, o tipo HPV-16 representa, nos casos de cancro do colo do útero, 50% a 60% do total, seguido do tipo HPV-18 com 10-20%, do tipo HPV-45 com 4-8% e do tipo HPV-31 com 15%. Os tipos de HPV 16, 18 e 45 são os únicos tipos virais que também se encontram mais frequentemente nas lesões precursoras. Entre a idade de pico da infeção por HPV e o pico da incidência do cancro decorrem duas a quatro décadas[16] . Nas mulheres que se preparam para abandonar o rastreio, a contestação é muito melhor do que apenas o exame de Papanicolaou .[17]

O ADN do HPV é detectado nos cancros da vagina e nas suas lesões precursoras em 64%-91% e 82%-100%, respetivamente. Nos cancros da orofaringe, o ADN do HPV é encontrado em 35%-50% nos países desenvolvidos, em contraste com o resto da cavidade oral, 5%-15% dos casos. O carcinoma da vulva está associado a 40%-50% de testes de ADN do HPV. Em ambos os sexos, o cancro anal é detectado em 88%-94%, e o DNA do HPV do carcinoma do pénis é encontrado regularmente em 40%-50% dos casos.

O tipo de HPV mais comum no cancro não cervical é o HPV-16, seguido dos tipos de HPV 18, 31, 33 e 45. As verrugas genitais estão inequivocamente associadas ao HPV 6 e 11 em 96-100% das lesões. Estatisticamente, a incidência anual nos países desenvolvidos é de 0,1-0,2%. A papilomatose respiratória recorrente em mulheres adultas e idosas é uma doença rara.

Prevalência do HPV de acordo com a idade

Foi demonstrada uma correlação internacional entre a prevalência da infeção por HPV de alto risco na população em geral e o peso do cancro do colo do útero, sobretudo em idades mais avançadas[18] . A distribuição do HPV por idade mostra um primeiro pico de prevalência em idades mais jovens (25 anos) e, nas Américas e em África, uma recuperação em idades mais avançadas (45 anos). A prevalência do HPV foi estimada em 15-5% nos países menos desenvolvidos e em 10% nas regiões mais desenvolvidas [4,8].

As estimativas de prevalência em cinco grandes grupos etários são as seguintes: 25 anos e menos, 25-34 anos, 35-44 anos, 45-54 anos e mais de 54 anos. Verificou-se que a prevalência era mais elevada nas mulheres com menos de 34 anos e diminuía no grupo dos 35-44 anos. Na última década, observou-se um aumento nos grupos etários mais velhos, 45-54 anos e mais de 54 anos[19] (Fig. 2) em cada continente. O ponto de viragem de uma tendência descendente para uma tendência ascendente foi observado após os 54 anos de idade em África e na Europa, mas após os 44 anos nas Américas[20] . Em metade das regiões, a distribuição etária da infeção pelo HPV cervical apresentou uma curva bimodal: primeiro pico nas idades mais jovens, menor prevalência nas idades intermédias e recuperação variável nas idades mais avançadas .[21]

Também se observou um segundo pico menos pronunciado na África Austral, na Europa Meridional e na Ásia Meridional, mas este pico não foi observado no resto das regiões[22] . Os aumentos da prevalência do HPV por volta ou após a idade da menopausa devem provavelmente ser considerados a idade em que as mulheres devem interromper os exames de rastreio regulares[23] e a mudança recente de parceiro. A diminuição da resposta imunitária, as alterações hormonais e a variação do comportamento sexual das mulheres e dos seus parceiros são interpretações que podem ser observadas no segundo pico.

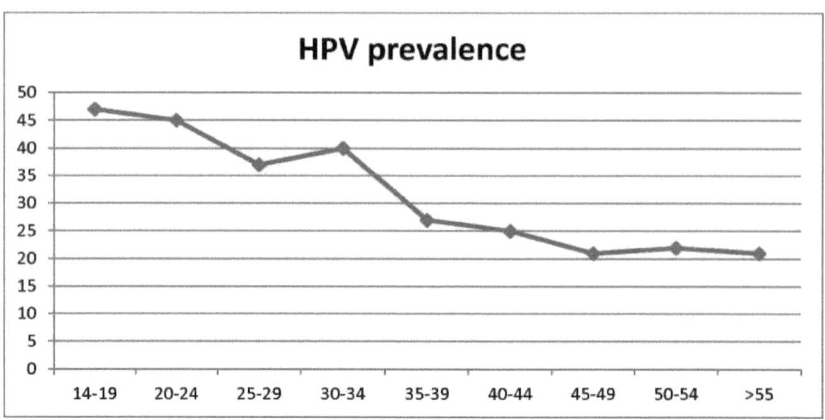

Fig. 2 Prevalência do HPV em grupos etários de 5 anos

Argyri et al.[10] descobriram que a prevalência do HPV apresentava um pico de 46,6% aos 14-19 anos e um segundo pico de 39,7% no grupo etário dos 30-34 anos, com uma diminuição significativa a partir daí (ver Fig. 2). O HPV Prevalence Surveys Study Group encontrou 15.613 mulheres com idades compreendidas entre os 15 e os 74 anos sem anomalias citológicas[5] . Em todas as áreas agrupadas de 65 anos ou mais, 944 mulheres (6,04%). Do mesmo modo, foram avaliados resultados significativos por região para mulheres mais jovens e mais velhas (35-74 anos). O risco de infeção por HPV quando se compara a África subsariana com a Europa foi de 3,21 (p=0,009) para as mulheres mais jovens e de 2,11 (p= 0,019) para as mulheres mais velhas para o tipo de HPV 16, e de 0,79 (p=0,478) e 0,47 (p= 0,002) para os tipos de HPV de alto risco, respetivamente, e de 0,23 (p<0,001) e 0,54 (p=0,012) para os tipos de baixo risco.

<u>Referências</u>

1. de Sanjose S, Diaz M, Castellsague X, et al. Prevalência mundial e distribuição genotípica do DNA do papilomavírus humano cervical em mulheres com citologia normal: uma meta-análise. Lancet Infect Dis 2007;7:453-459.

2 Organização Mundial de Saúde e Instituto Catalão de Oncologia (ICO). Centro de Informação OMS/ICO sobre HPV e cancro do colo do útero. http://www.who.int/hpvcentre/en/. Acedido em 16 de março de 2009.

3. Bosch FX, Lorincz A, Muñoz N, Meijer CJ, Shah KV. A relação causal entre o papilomavírus humano e o cancro do colo do útero. J Clin Pathol 2002;55:244-65.

4. Bruni L, Díaz M, Castellsagué X, Ferrer E, Bosch FX, de Sanjosé S. Cervical human papillomavirus prevalence in 5 continents: meta.analysis of 1 million women with

normal cytological findings. J. Infect Dis 2010;202(12):1789-1799.

5. Clifford GM, Gallus S, Herrera R, Muñoz N, Snijders PJF, Vaccorella S, Anh PTH, Ferreccio C, Hiev NT, Matos E, Molano M, Rajkumar R, Ronco G, de Sanjosé S, Shin HN, Sukvirach S, Thomas JO, Meijer CJLM, Franceschi S. e o Grupo de Estudo IARC HPV Prevalence Surveys. Lancet 2005;366:991-98.

6. Chan PK, Cheung TH, Tam AO, et al. Biases in human papillomavirus genotype prevalence assessment associated with commonly used consensus primers. Int J Cancer 2006;118:243-45.

7. Kjaer SK, Chackerian B, van der Brule AJC, Svare El, Paull G, Walboomers JMM, Schiller JT, Bock JE, Sherman ME, Lowy DR, Meijer CJLM. High-Risk Human Papillomavirus Is Sexually Transmited: Evidence from a Follow-up Study of Virgins Starting Sexual Activity (Intercourse). Cancer Epidemiol Biomark Prev 2001;10:101-6.

8. Cuzick J, Szarewski A, Cubie H et al. Management of women who test positive for high-risk types of human papillomavirus the HART study. Lancet 2003;362:1871-76.

9. Castellsague X, Díaz M, de Sanjosé S et al. The worldwide human papillomavirus etiology of cervical adenocarcinoma and its cofactors implications for screening and prevention. J Natl Cancer Inst 2006;198:303-15.

10. Agência Internacional de Investigação sobre o Cancro. IARC Hand-books of Cancer Prevention. Rastreio do cancro do colo do útero. Lyon: IARC Press, 2005.

1 1. Clifford GM, Smith JS, Plummer M, Muñoz N, Franceschi S. Human papillomavirus types in invasive cervical cancer worldwide a metaanalysis. Br. J. Cancer 2003;88(1):63-73.

12. Ferlay J, Bray F, Pisani P, Parkin DM. GLOBOCAN 2002: incidência, mortalidade e prevalência do cancro a nível mundial. IARC CancerBase.2.0 edn. Lyon: IARC Press, 2004.

13. Parkin D M. The global health burden of infection-associated cancers in the year 2002.Int J Cancer 2006;118:3030-44.

14. Franceschi S, Vignat J, de Martel C. Comparação de doenças relacionadas com o HPV em homens e mulheres. Congresso Internacional EUROGIN, Florença, Itália, 2013.

15. Castellsague X, Bosch FX, Muñoz N, Meijer CJ, Shan KV, de Sanjosé S, Eluf-Neto J, Hgelangel CA, Chincharean S, Smith JS, Herrero R, Moreno V, Franceschi S.

Male circumcision, penile human papillomavirus infection, and cervical cancer in female partners. N. Engl J Med 2002;346:1105-12.

16. Broker TR, Global prevention and management of human papillomavirus related diseases: the pressing challenges and the compelling opportunities [Prevenção e gestão global das doenças relacionadas com o papilomavírus humano: os desafios prementes e as oportunidades atraentes]. Vaccine 2012;30(55):7-10.

17. Dinkelspiel H, Fetterman B, Poitras N, Kinney W, Cox J.T, Lorey T, Castle P.E. Screening history preceding a diagnosis of cervical cancer in women age 65 and older. Gynecol Oncol 126(2012)203-206.

18. De San Jose S. Human Papillomavirus and Cancer. Epidemiologia e prevenção. 4ª Monografia da Sociedade Espanhola de Epidemiologia 2006;143-147.

19. Argyri E, Papaspyridacos S, Tsimplaki E, Michala L, Myriokefalitaki E et col. Um estudo transversal da prevalência do tipo de HPV de acordo com a idade e a citologia. BMC infectious Diseases 2013, 13:53.

20. Sawaya G.F, Iwaoka-Scott Y, Kim S, Wong S, Huang A. Washington E, Pérez-Stable E. Ending cervical cancer screening: attitudes and beliefs from ethnically diverse older women. AJOG, janeiro de 2009.

21. Franceschi S, Herrero R, Clifford GM, et al. Variações nas curvas específicas da idade da prevalência do papilomavírus humano em mulheres de todo o mundo. Int J. Cancer 2006;119:2677-2684.

22. Smith JS, Melendy A, Rana RK, Pimenta JM. Prevalência específica da idade da infeção pelo papilomavírus humano no sexo feminino: uma revisão global. J. Adolesc Health 2008;43:S5- S25.

23. Pista A, de Oliveira CF, Cunha MJ, Paixao MT, Real O, Grupo de Estudo CLEOPATRE Portugal: Prevalência da infeção pelo Papilomavírus humano nas mulheres em Portugal: O estudo CLEOPATRE Portugal. Int J Gynecol Cancer 2011, 6:1150-1158.

Capítulo 2: Ação do HPV no trato genital feminino

Mar Ramirez, médico, doutorado e Agustín Oliva, médico.

Departamento de Obstetrícia e Ginecologia. Hospital Clínico San Carlos. Universidade Complutense. Madrid, Espanha.

Infeção e integração celular

A presença de partículas virais na superfície do epitélio cervical ou do trato genital inferior resulta do contacto sexual com um parceiro infetado. Na maioria dos casos, estas partículas virais são eliminadas de forma mecânica, ao serem arrastadas durante a própria descamação epitelial estratificada, ou por agentes de imunidade não específica, como os macrófagos. Em ambos os casos, as partículas virais passam despercebidas aos agentes da vigilância imunitária específica e não provocam efeito citopático nem qualquer resposta imunológica .[1]

O primeiro passo para a infeção celular requer o contacto com as partículas virais, área de tropismo natural localizada no terço inferior do epitélio, onde se replicam e se disseminam as células basais, que utilizam a maquinaria do HPV para a sua replicação. Mesmo nesses níveis, a imunidade inespecífica, principalmente os agentes inflamatórios e a imunidade inata mediada por anticorpos naturais, são capazes de eliminar boa parte das partículas virais que colonizaram o epitélio. Neste caso, a resposta celular pode produzir alterações mínimas a nível histológico e não existe uma resposta específica de anticorpos[2] . Uma vez penetrado no epitélio, o HPV é reconhecido e capturado pelas células dendríticas e de Langerhans, que actuam como células apresentadoras de antigénios e constituem a ligação celular entre o sistema imunitário inato e adaptativo.

Sendo um agente patogénico estritamente intracelular, o HPV requer a internalização na célula hospedeira para ser considerado uma verdadeira infeção. Esta internalização celular requer o reconhecimento das partículas virais por um recetor da superfície celular, que por sua vez provoca uma alteração conformacional superficial que permite a endocitose das mesmas. Uma vez que a partícula viral se tenha internalizado na célula, que tem de servir de hóspede, utilizará esta maquinaria biológica para desenvolver um ciclo de vida que permita a sua replicação, resultando na montagem de novas partículas virais e na sua disseminação, provocando uma infeção produtiva. A partir deste momento, todos os mecanismos de anticorpos naturais ou vacinais são inúteis para resolver a infeção, cabendo à imunidade celular[3] remover a totalidade das células infectadas.

Nos casos em que esta imunidade mediada por células não é competente, a persistência do vírus pode dar origem a alterações celulares cumulativas, próprias de erros genéticos intrínsecos à célula ou provocados pela presença de cofactores, num processo designado por oncogénese, que está na base da transformação neoplásica.

Oncogénese

As células epiteliais não infectadas e competentes nas suas funções possuem um mecanismo de controlo rigoroso que se encarrega de iniciar o ciclo celular e a reparação do ADN antes de cada divisão celular evitando o processo de replicação, inerente, aos erros genéticos que se acumulam no genoma celular. Cada alteração genética é detectada por um complexo sistema de controlo da reparação e do ciclo celular mediado por proteínas como a p53 e a Rb. Se a acumulação de erros for irreparável, a célula é levada à apoptose. A presença de sequências genómicas de alto risco do HPV é considerada pelo sistema de controlo do ciclo celular como um evento irreparável e a célula infetada é levada à morte celular.

A integração do DNA viral no genoma das células do epitélio cervical ao nível do gene E2, considerado repressor da transcrição viral, provoca a sobre-expressão de proteínas oncogénicas por desregulação dos promotores dos oncogenes E6 e E7, degradando a função das proteínas p53 e Rb, respetivamente[4] . Esta capacidade destas proteínas, consideradas reguladoras do bloqueio do ciclo celular, é exclusiva dos vírus de alto risco[5] . Consequentemente, é iludida pela capacidade de vigilância e reparação no ciclo celular, conduzindo assim a célula a um estado de imortalidade celular e, por conseguinte, à suscetibilidade à transformação neoplásica .[6]

Com base nestes dados, a deteção por imunohistoquímica da sobreexpressão destas oncoproteínas traduz a existência de integração viral e, por conseguinte, será útil no diagnóstico de lesões invasivas e precursoras do colo do útero[7] . Do mesmo modo, estudos recentes indicam que a integração do HPV16, juntamente com alterações no padrão de metilação dos promotores precoces e tardios, é essencial para a transformação neoplásica de infecções cervicais assintomáticas .[8]

No entanto, há muitos trabalhos que têm demonstrado que o processo de integração viral é um evento lisonjeiro do processo de transformação, neoplásico, indicador de infeção persistente e estabilizador do fenótipo tumoral, não devendo ser considerado necessário para a indução da transformação celular, uma vez que esta pode ocorrer com ou sem integração viral através da intervenção de diferentes vias biológicas .[9]

A inter-relação entre o HPV e o hospedeiro é muito complexa. Espera-se que uma resposta imunitária alterada favoreça a persistência da infeção e o processo de integração das partículas virais no genoma celular.

As mulheres adultas têm sido descritas como apresentando uma diminuição da resposta do sistema imunitário inato e adaptativo a novas infecções, fenómeno conhecido como imunosenescência, que envolve uma menor produção e competição funcional de linfócitos T e B à medida que a idade aumenta .[10]

Estima-se que a taxa anual de aquisição de infeção pelos tipos 16 ou 18 do HPV entre as mulheres na casa dos cinquenta anos seja de 3,0% (IC 95%, 1, 7-5, 2) e 3,8% (IC 95% 2, 3-6, 3), respetivamente[11] . Além disso, foi demonstrado que a persistência de tais infecções (pré-requisito para o desenvolvimento de lesões precursoras ou cancro invasivo) aumenta com a idade. Um estudo epidemiológico realizado em Guanacaste (Costa Rica), com uma mediana de 5,6 ± 1,2 anos de seguimento, observou que a taxa de persistência do HPV-16 aumentava progressivamente com a idade, 41,7% para as mulheres com idades compreendidas entre os 45 e os 64 anos e 70% para as mulheres com mais de 65 anos .[12]

Portanto, estes dados confirmam o impacto deste fenómeno de imunossenescência na população adulta e com mais de 50 anos em termos de uma maior probabilidade de persistência de infecções por HPV, especialmente dos tipos mais oncogénicos, e em consequência, maior potencial para desenvolver lesões pré-malignas ou cancro ao longo do tempo.

Cofactores associados

A infeção por HPV de alto risco é agora considerada uma causa necessária na génese do cancro do colo do útero. No entanto, estudos epidemiológicos demonstraram que apenas uma pequena proporção de mulheres infectadas com HPV de alto risco desenvolveu lesões pré-invasivas e invasivas. Estes resultados sugerem que devem existir alguns cofactores que interagem com o vírus e aumentam o risco de progressão do cancro devido à infeção pelo HPV.

Por conseguinte, existem necessariamente factores exógenos e endógenos, para além de uma predisposição genética, que, em conjunto com a infeção pelo HPV, determinarão a progressão para lesões precursoras do cancro do colo do útero .[13]

A infeção por HPV é atualmente considerada a infeção sexualmente transmissível mais comum em todo o mundo e o principal fator de risco para o desenvolvimento do cancro do colo do útero. Estima-se que uma infeção por HR-HPV multiplica por 150 o risco de desenvolver esta neoplasia[14] . Os factores epidemiológicos relacionados com a aquisição da infeção, ou seja, as caraterísticas da atividade sexual das mulheres (início precoce da vida sexual, múltiplos parceiros sexuais ou manter relações sexuais com casais de risco) determinarão a probabilidade de adquirir a infeção, mas não são considerados relacionados com a progressão para cancro.

Vários estudos demonstraram uma recuperação das taxas de aquisição de infeção por HPV em mulheres pós-menopáusicas, com uma prevalência de cerca de 5-7%[15,16] . Esta situação poderá estar condicionada por uma menor taxa de eliminação da infeção ou reativação de infeção prévia neste grupo etário, provavelmente secundária à imunosenescência, e a alterações no comportamento sexual e no parceiro. Os cofactores de progressão, favorecendo a persistência da infeção por HPV, são classificados em virais, genéticos e ambientais.

Co-factores virais de persistência/progressão

1 Genótipo viral. Um acompanhamento de mulheres infectadas pelo HPV-AR com citologia inicial negativa mostra diferenças significativas na progressão para NIC3, dependendo do tipo de HPV-AR presente no início do estudo. Os HPV 16 e 18 são os que apresentam maior risco de progressão[17] . 10% das mulheres com HPV tipo 16 ou 18 positivo apresentaram uma NIC3 no 3º ano de seguimento e 18-20% no 10º ano. Por outro lado, a progressão para NIC3 das mulheres com outros tipos de HPV de RH foi de 3%. Estas diferenças foram ainda mais notórias nas mulheres com mais de 30 anos. Neste grupo, o risco de progressão para NIC3 associado ao HPV16, HPV18, outros-HPV e HPV-negativo foi de 17,2% (IC 95%, 5-22, 11,9), 13,6% (IC 95%, 5-22, 11, 9), 3,0% (IC 95%, 1, 9-4, 2) e 0,8% (IC 95%, 6-1, 0, 1), respetivamente.[18]

2 Carga viral. Foi sugerido que uma carga viral mais elevada indica uma maior possibilidade de integração do ADN viral no genoma do hospedeiro. No entanto, a utilidade da medição da carga viral para prever a progressão para cancro é discutível. Em mulheres infectadas com HPV 16 ou 18 e com citologia normal, uma carga viral elevada, determinada por PCR em tempo real, está associada a um risco acrescido de progressão para NIC e cancro[19] . A carga viral medida por HC2 mostra um aumento progressivo em paralelo com a gravidade da lesão. A presença de números superiores a 100 URL tem sido associada a uma lesão cervical em mais de 90% dos casos, sendo esta associação praticamente constante para números superiores a 1000 URL. No entanto, a presença de uma carga viral baixa não é exclusiva de lesão grave, uma vez que uma percentagem significativa de doentes com carcinoma ou NIC3 apresenta valores de deteção inferiores a 100 URL[20] . As infecções oncogénicas por HPV em mulheres adultas ligeiras com novos parceiros representam provavelmente uma mistura de nova aquisição e deteção periódica ou intermitente de infeção anterior. A deteção intermitente foi caracterizada por níveis virais baixos, sugerindo que a deteção intermitente de infeção persistente por HPV elevado pode ter um significado clínico limitado.[21]

3 Variantes do HPV. As variantes do VPH16 apresentam diferenças geográficas que têm sido associadas a diferentes riscos de cancro. Assim, as variantes não europeias têm sido associadas a um risco acrescido. Dadas as diferenças geográficas, é possível que o seu papel na persistência e progressão esteja relacionado com polimorfismos imunogénicos.[22]

4 Co-infeção. Vários estudos demonstraram que a taxa de eliminação é independente da co-infeção com outros tipos de vírus, pelo menos em mulheres imunocompetentes. Nas mulheres idosas, a probabilidade de co-infeção com vários tipos de vírus é menor do que nas mulheres jovens. Os dados de um estudo recente sublinham que a tendência para os HPV 16/18/45/39 diminuiu das mulheres mais jovens (19,3%) para as mais velhas (>70 anos; 12,8%).[23]

Cofactores persistência/progressão genética

As variações genéticas individuais dos genes envolvidos na resposta imune inata, tanto humoral como celular, têm influência tanto na persistência do HPV como na progressão para cancro. Na regulação da resposta imune celular e humoral estão envolvidos, entre outros, os antigénios HLA (antigénio leucocitário humano) e o sistema de histocompatibilidade. As moléculas HLA apresentam antigénios estranhos às células T e, por isso, desempenham um papel importante na regulação da função imunitária. Alguns estudos sugeriram um efeito protetor para o HLA DRB1 * 1301[13]. Outros estudos mostraram uma associação significativa entre o cancro do colo do útero e vários polimorfismos HLA (HLA-DRB1, interleucina-6 e ciclina D1).[24]

Cofactores ambientais persistência/progressão

1. O tabagismo. É o mais importante cofator de progressão em mulheres infectadas com HPV. O risco de NIC3 aumenta 2-4 vezes em comparação com as mulheres não fumadoras[25]. A associação entre o tabagismo e a infeção pelo HPV 16 aumenta 14 vezes o risco de carcinoma do colo do útero em relação às não fumadoras, e aumenta até 27 vezes quando a carga viral é elevada[26]. O consumo de tabaco induz uma imunossupressão local, ao mesmo tempo que outras substâncias, como as nitrosaminas específicas do alcatrão, da nicotina e do tabaco, produzem um efeito proliferativo no epitélio cervical[27]. Da mesma forma, este risco está relacionado com o número de cigarros por dia e a duração do consumo (OR para o hábito de fumar atualmente 20+ por dia = 2,57; 95% Cl = 1,49-4,45) .[28]

2. Multiparidade. Um estudo de caso-controlo multicêntrico demonstrou que as mulheres com 3 ou 4 gravidezes têm um risco 2,6 vezes maior de contrair cancro do colo do útero do que as mulheres nulíparas, com um aumento de 10% por cada novo parto[29] . Do mesmo modo, o risco aumenta 7% por cada ano que a idade da primeira gravidez diminui[30] . A paridade pode influir como um cofator que mantém a zona de transformação exposta às alterações hormonais e imunológicas da gravidez e ao trauma cervical durante o parto.

3. Contraceptivos hormonais. Alguns estudos sugerem que existe uma relação a longo prazo entre a utilização prolongada de contraceptivos orais e o aparecimento de cancro do colo do útero. Numa meta-análise que inclui 10 estudos de caso-controlo, em doentes com cancro cervical invasivo ou carcinoma in situ, concluiu-se que a utilização prolongada de contraceptivos orais poderia aumentar até 4 vezes o risco de cancro em mulheres infectadas com HPV[31] . No entanto, esse risco excessivo diminui após a interrupção da utilização, aproximando-se da unidade 10 ou mais anos após a interrupção[32] . Com base nestes dados, as mulheres com mais de 50 anos que consomem contraceptivos orais durante longos períodos de tempo antes da cessação da menstruação manteriam o efeito deste cofator durante os primeiros anos da menopausa.

4. Imunossupressão. As mulheres imunodeprimidas, seja por imunossupressão congénita ou adquirida, têm um risco acrescido de cancro do colo do útero em relação à população em geral. Uma resposta imunitária deficiente predispõe à persistência da infeção por HPV, embora o mecanismo exato pelo qual a imunossupressão aumenta o risco de cancro seja desconhecido[13] . As mulheres infectadas com o vírus da imunodeficiência humana (VIH) são mais facilmente infectadas com tipos de HPV de alta resistência, têm um risco acrescido de persistência da infeção e de cancro. O VIH perturba a história natural da infeção por HPV, que envolve um risco mais agressivo e mais recorrências do que as mulheres imunocompetentes .[33]

Nas mulheres submetidas a uma terapia imunossupressora para diferentes patologias, como é o caso dos doentes transplantados, dos doentes que sofrem de doenças reumáticas, de perturbações inflamatórias digestivas ou de certas doenças neurológicas, o risco de lesões precursoras e de cancro do colo do útero também está aumentado[34] . Numa série de 48 mulheres transplantadas renais, 41,6% sofriam de neoplasias genitais[35] . Nas mulheres adultas tem sido descrita uma diminuição da resposta do sistema imunitário inato e adaptativo a novas infecções, um fenómeno conhecido como imunosenescência[10] . Este fenómeno de imunossenescência na população adulta e idosa condiciona, por conseguinte, uma maior probabilidade de persistência de infecções por HPV e, consequentemente, um maior potencial para desenvolver lesões pré-malignas ou cancro ao longo do tempo.

5. Processos Inflamatórios do Colo do Útero. São considerados co-factores devido ao efeito permissivo da infeção por HPV após lesões no epitélio cervical[36] . Estima-se que o risco de uma lesão de alto grau é cinco vezes maior em mulheres com mais de 30 neutrófilos por campo numa citologia cervical[37] . Este fenómeno associado à desregulação da imunidade local faz com que os processos inflamatórios desempenhem um papel importante como co-factores. A co-infeção com outros agentes de transmissão sexual, principalmente Chlamydia Trachomatis[38] e vírus Herpes Simplex tipo 2, está associada a um risco duas a três vezes superior de lesões precursoras e cancro[39] . Estudos recentes sugerem uma possível associação do microambiente cervical como modificador da história natural do HPV no desenvolvimento de pré-cancro e cancro do colo do útero. A investigação futura deve incluir estudos sobre o pH vaginal numa avaliação mais complexa das alterações hormonais e do microbioma cérvico-vaginal, na sua relação com a história natural da neoplasia do colo do útero .[40,41]

6. Factores dietéticos. Alguns estudos descreveram um efeito protetor do sofrimento ou de lesões corporais de alto grau de cancro do colo do útero nas mulheres que têm uma dieta rica em ácido fólico, retinol e vitamina E[42] . Os dados fornecidos por uma meta-análise que avalia os resultados de 34 estudos excluíram os possíveis benefícios de uma mudança na dieta, em particular do uso de antioxidantes ou retinol, para prevenir tais lesões .[43]

Dados do grupo multicêntrico IARC Cervical Cancer Studies salientam que os cofactores mais importantes para o desenvolvimento do carcinoma do colo do útero e das suas lesões precursoras são os já referidos: tabagismo, multiparidade, consumo de contraceptivos orais por períodos prolongados e co-infeção por VIH[44] . Nas mulheres idosas com infeção por HR-HPV, com a correspondente imunesenescência, em que aqueles cofactores coexistem, o risco de desenvolver cancro e lesões precursoras está aumentado, facto que deve condicionar um controlo mais rigoroso destas doentes em relação à população em geral.

Neoplasia intra-epitelial: cervical, vaginal, vulvar

O aparente envolvimento demonstrado até à data do vírus do papiloma humano na génese de lesões pré-neoplásicas do epitélio do trato genital inferior e na sua progressão para lesões invasivas deu origem ao conceito e à terminologia deste tipo de lesões, que evoluíram paralelamente ao avanço no conhecimento da sua biologia e história natural.

As lesões intra-epiteliais escamosas causadas pelo HPV são morfologicamente idênticas em todas as localizações do trato anogenital inferior (colo do útero, vagina, vulva, ânus e região perianal) e, com base nisso, a Sociedade Americana de Patologia Cervical e Colposcopia (ASCCP) e o Colégio de Patologistas Americanos (CAP) desenvolveram uma nova terminologia histopatológica denominada LAST (Lower Anogenital Squamous Terminology)[45] que inclui os conhecimentos actuais sobre a infeção pelo HPV. Esta terminologia incorpora a utilização de biomarcadores, como a proteína p16, para uma melhor categorização das lesões classificadas histologicamente até ao NIC2, e facilita a comunicação entre profissionais.

Esta terminologia, recolhida na última classificação da O.M.S. para as neoplasias do trato genital feminino publicada em 2014[46] , recomendava a classificação das lesões histológicas em dois graus: lesões de baixo grau (L-SIL) e lesões de alto grau (H-SIL), utilizando a mesma nomenclatura e gradação que a utilizada na classificação citológica de Bethesda.

A LAST propõe a utilização dos termos L-SIL e H-SIL para todas as lesões intra-epiteliais escamosas relacionadas com o HPV no trato anogenital, independentemente da sua localização no colo do útero, na vulva, na vagina, na região perianal ou no pénis. A informação deve ser complementada pela terminologia clássica "NIC" (IN) e pelo símbolo correspondente à sua localização acompanhada de gradação.

O exame histológico é, sem dúvida, a base do diagnóstico das lesões pré-malignas do colo do útero, da vagina e da vulva, que podem ser reconhecidas como um epitélio escamoso que perdeu, de acordo com o grau de gravidade, os estratos da estrutura arquitetónica do epitélio escamoso normal, em resposta a uma desordem da maturação celular, que implica basicamente desordem e anarquia na disposição e orientação das células, com aparecimento ainda de formas anormais. Mas embora a histologia continue a ser o método diagnóstico de referência, por vezes está sujeita a uma elevada variabilidade interobservador, principalmente no que diz respeito à diferenciação entre lesões NIC 1 e alterações reactivas, e NIC 2-3. Neste sentido, assumem um papel importante os testes moleculares, centrados fundamentalmente na cinética do p16. A sobreexpressão do p16 nas lesões NIC3 é considerada como verdadeiros precursores do cancro, sendo os carcinomas invasivos .[45]

Neoplasia intra-epitelial do colo do útero (NIC).

As lesões intra-epiteliais escamosas de baixo grau (L-SIL/CIN 1) são consideradas como a expressão histológica produtiva auto-limitada da infeção pelo HPV, razão pela qual até 25% das mulheres com infeção transitória apresentam estas alterações citopáticas[13] . Uma extensa revisão demonstrou que as lesões NIC 1 regridem espontaneamente em 60% dos casos, persistem em 30%, progridem para NIC3 em 10% e são invasivas em 1%[47] . Estas mulheres têm 4-13% de risco de ter uma H-SIL/ NIC2-3 subjacente ou de desenvolver uma lesão de alto grau nos próximos 624 meses. Especificamente, estas doentes apresentam um risco de NIC3 no seguimento de 5 anos de 3,8% .[48]

A probabilidade de regressão é menor em idades mais avançadas. Em mulheres com diagnóstico de NIC1 com uma idade média de 32 anos (intervalo 18-55), a remissão acumulada após dois anos de seguimento foi de 54,9% (IC 95% 41, 9-67, 9) com uma taxa de progressão de 19,8% (IC 95% 9, 5-30, 1)[49] . Globalmente, as H-SIL/CIN2-3 apresentam um risco mais elevado de progressão para lesão invasiva ou de persistência do que de regressão; por conseguinte, o tratamento sistemático de todas as mulheres com este diagnóstico foi considerado uma opção indiscutível nas orientações clínicas para a prevenção do cancro do colo do útero.

As alterações histológicas de H-SIL / NIC2 são agrupadas com as H-SIL / NIC3 na categoria "lesões de alto grau". A distinção entre uma e outra é por vezes difícil e subjectiva, com elevada variabilidade interobservador. Estudos recentes mostram que as lesões H-SIL / CIN2 podem regredir espontaneamente nos dois anos seguintes ao diagnóstico em 40-74% dos casos[50] . As doentes com H-SIL / CIN3 não tratadas apresentam um risco de progressão para cancro do colo do útero de 30% a curto prazo e 50% a longo prazo. Há provas de que o tratamento destas lesões reduz a incidência e a mortalidade do cancro do colo do útero .[51,52]

Neoplasia intra-epitelial vaginal (NIVA)

A neoplasia intra-epitelial vaginal é atualmente considerada como uma lesão precursora do cancro vaginal. É uma entidade rara, embora, por se tratar de uma patologia que cursa com ausência de sintomas numa percentagem muito elevada de casos, a sua prevalência seja difícil de conhecer. A utilização da citologia para o rastreio do cancro do colo do útero facilitou certamente a sua deteção, estimando-se a sua prevalência em 1-3% .[53]

O agente etiológico implicado na génese destas lesões é o HPV. Dados de uma meta-análise, que avaliou a prevalência e a distribuição dos tipos de HPV nas lesões anogenitais, destacam a presença de HPV-DNA em 94% dos VaIN e 70% no cancro vaginal, sendo o genótipo 16 o mais prevalente.[54]

A história natural destas lesões, bem como a sua taxa de progressão para cancro, não são claras. Os dados fornecidos pela literatura mostram uma taxa de progressão em doentes não tratados de 9% e de 2-8% em doentes tratados. O cancro oculto foi estimado em cerca de 1%. Estas taxas são mais elevadas quando a idade dos doentes aumenta para 55 anos.

Normalmente, entre 30-80% dos casos de NVA fazem parte de uma doença multicêntrica, confirmando o facto de que todas as lesões pré-invasivas do trato genital inferior têm uma origem comum; por outro lado, apenas 3% das NIC estão associadas a NVA. Em doentes histerectomizadas por NIC, a NIVA representa cerca de 15-30% do total.[53]

Neoplasia intra-epitelial vulvar (NIV)

A Neoplasia Intraepitelial Vulvar é considerada como o precursor do cancro escamoso vulvar, pelo que o diagnóstico e o tratamento terão como objetivo a prevenção secundária desta neoplasia. Ao contrário do que acontece com o cancro do colo do útero, apenas uma proporção dos carcinomas escamosos da vulva está associada ao HPV. Existe um modelo duplo que explica a patogénese deste tipo de cancro.

Atualmente, e de acordo com a classificação da International Society for the Study of the Vulvovaginal Disease 2015 (ISSVD)[56] existem dois tipos diferenciados de NIV: HSIL (NIV de Tipo Habitual) associada ao HPV de alto risco (em 77,3% dos casos ao HPV16)[57] e a mulheres jovens, e NIV de Tipo Diferenciado, típica de mulheres idosas, associada a dermatoses vulvares inflamatórias crónicas como o Líquen Escleroso e o Líquen Simples Crónico[58]. Até 75% dos carcinomas da vulva têm a sua origem no NIV de tipo diferenciado. Estas duas entidades são claramente diferenciadas quanto à epidemiologia e comportamento clínico, o que fez com que a tendência atual, à mercê dos últimos estudos publicados sobre o tema, seja a de investigar cada uma destas entidades de forma independente.

A associação histológica do NIV com o cancro, a integração demonstrada do HPV 16 no genoma (genótipos virais mais frequentemente isolados no tipo comum de NIV)[59] e as descrições clínicas da evolução da doença em mulheres com NIV não tratado, apontam para um potencial invasivo importante. Van Seters et al.[60] descreveram numa meta-análise, que inclui um total de 3322 doentes, uma progressão potencial de 9%

após 33 meses de seguimento em mulheres não tratadas. No entanto, mesmo nas doentes tratadas este potencial de progressão é de 3,3%, taxa superior quando comparada com 0,22% das doentes tratadas para neoplasia intra-epitelial cervical (NIC)[61] . O comportamento do NIV do tipo diferenciado é mais agressivo do que no tipo usual, com uma fase intra-epitelial muito mais curta e um risco de progressão de até 32,8%. Ao contrário da NIC, em que a evolução natural se expressa num período de décadas, o intervalo de tempo entre o diagnóstico de NIV e a invasão em alguns casos não tratados varia entre 4 e 8 anos[59] . Mulheres com algum grau de imunossupressão, como as mais velhas, apresentam maior risco de progressão ou apresentam lesões superficiais extensas ou irregulares .[62]

Uma possível invasão oculta do estroma é encontrada em 10% dos casos (intervalo de 2 a 22% de acordo com as séries consultadas), sendo mais provável em mulheres com mais de 50 anos e no caso de lesões únicas[63] . Recomenda-se o tratamento excisional do NIV ou a realização de biópsias múltiplas antes de qualquer tratamento destrutivo para o poder eliminar corretamente.

O potencial de progressão para lesão invasiva e a elevada taxa de recidivas após o tratamento, independentemente da opção terapêutica utilizada, obrigam a um controlo rigoroso destes doentes ao longo da vida, especialmente durante os primeiros dez anos após o tratamento .[64]

REFERÊNCIAS

1. Patel S, Chiplunkar S. Host immune responses to cervical cancer (Respostas imunitárias do hospedeiro ao cancro do colo do útero). Curr Opin Obstet Gynecol.2009 Feb;21(1):54-9.

2. Sheu BC, Chang WC, Lin HH, ChowSN, Huang SC. Conceito imunitário do papilomavírus humano e antigénios relacionados no meio cancerígeno local da neoplasia do colo do útero humano. J Obstet Gynaecol Res 2007 Apr;33(2):103-13.

3. Day PM, Lowy DR, Schiller JT. Os papilomavírus infectam as células através de uma via dependente da clatrina. Virologia 2003 Mar 1;307 (1):1-11.

4. Tsakogiannis D1, Gortsilas P1, Kyriakopoulou Z1, Ruether IG1, Dimitriou TG1, Orfanoudakis G2, Markoulatos P1. Locais de disrupção nos genes E1 e E2 do HPV16 e associação com displasia cervical. J Med Virol. 2015 maio 8. doi: 10.1002/jmv.24256. [Epub ahead of print].

5. Oh ST, Longworth MS, Laimins LA. Papéis das proteínas E6 e E7 na vida[cycle] do papilomavírus humano de baixo risco tipo 11. J Virol 2004 Mar; 78(5):2620-6.

6. Ghittoni R, Accardi R, Hasan U, Gheit T, Sylla B, Tomassino M. As propriedades biológicas das oncoproteínas E6 e E7 dos papilomavírus humanos. Virus Genes 2009 Oct 17.

7. Ramirez N1, Guerra F, Camporeale G, Quintana S, Diaz LB, Cuneo N, Villacorta Hidalgo J,Tatti SA, Alonso LG, Borkosky SS, Prat Gay G, Palaoro L. Expressões das proteínas E2 e E7-HPV16 em lesões pré-malignas e malignas do colo uterino. Biotech Histochem. 2015 Jun 8:1-8.

8. Dutta S1, Chakraborty C1, Dutta AK2, Mandal RK2, Roychoudhury S3, Basu P2, Panda CK1. Physical and methylation status of human papillomavirus 16 in asymptomatic cervical infections changes with malignant transformation. J Clin Pathol. 2015 Mar;68(3):206-11.

9. Ziegert C1, Wentzensen N, Vinokurova S, Kisseljov F, Einenkel J, Hoeckel M, von Knebel Doeberitz M. A comprehensive analysis of HPV integration loci in anogenital lesions combining transcript and genome-based amplification techniques. Oncogene. 2003 Jun 19;22(25):3977-84.

10. Hakim FT, Gress RE. Immunosenescence: deficits in adaptive immunity in the elderly. Tissue Antigens. 2007;70:179-89.

11. Graham JE, Christian LM, Kiecolt-Glaser JK. Stress, age, and immune function: towards a lifespan approach (Stress, idade e função imunitária: para uma abordagem ao longo da vida). J Behav Med. 2006;29:389-400.

12. Castle PE, Schiffman M, Herrero R, Hildesheim A, Rodríguez AC, Bratti MC, et al. A prospective study of age trends in cervical human papillomavirus acquisition and persistence in Guanacaste, Costa Rica. J Infect Dis J Infect Dis. 2005;191:1808-16.

13. Puig-Tintoré LM, Cortés J, Castellsagué X, Torné A, Ordi J, de San José S, et al. Prevención del cáncer de cuello uterino ante la vacunación frente al virus del papiloma humano. Prog Obstet Ginecol 2006;46(Supl 2):5-62.

14. Muñoz N1, Bosch FX, de Sanjosé S, Herrero R, Castellsagué X, Shah KV, Snijders PJ, Meijer CJ; Grupo de Estudo Multicêntrico do Cancro do Colo do Útero da Agência Internacional de Investigação do Cancro. Epidemiologic classification of human papillomavirus types associated with cervical cancer (Classificação epidemiológica dos tipos de papilomavírus humano associados ao cancro do colo do útero). N Engl J Med. 2003 Feb 6;348(6):518-27.

15. De Sanjose S. La investigación sobre la infección por virus del papiloma humano

(VPH) y el cáncer de Cuello uterino en España. En: El virus del papiloma humano y cáncer: epidemiología y prevención. 4.ª Monografia da Sociedade Espanhola de Epidemiologia, EMISA SEE 2006. Capítulo 8, p. 141-7.

16. Kj^r SK1, Munk C, Junge J, Iftner T. Prevalência do HPV carcinogénico e distribuição dos tipos por idade em 40 382 mulheres com citologia cervical normal, ASCUS/LSIL, HSIL ou cancro do colo do útero: qual é o potencial de prevenção? Cancer Causes Control. 2014 Feb;25(2):179-89.

17. Uijterwaal MH1, Polman NJ1, Van Kemenade FJ2, Van Den Haselkamp S1, Witte BI3, Rijkaart D1, Berkhof J3, Snijders PJ1, Meijer CJ4. Risco de cinco anos de (pré) cancro do colo do útero em mulheres rastreadas por testes de HPV e citologia. Cancer Prev Res 2015 Jun;8(6):502-8.

18. Khan MJ, Castle PE, Lorincz AT, Wacholder S, Sherman M,Scott DR, et al. The elevated 10-year risk of cervical precancer and cancer in women with human papillomavirus (HPV)type 16 or 18 and the possible utility of type-specific HPV testing in clinical practice. J National Cancer Inst. 2005;97:1072-9.

19. Moberg M, Gustavsson I, Wilander E, Gyllensten U. High viral loads of human papillomavirus predict risk of invasive cervical carcinoma. Brit J Cancer. 2005;92:891-4.

20. Ordi J, Puig-Tintoré LM, Torné A, Sanz S, Esteve R, Romagosa C, et al. Contribuição da deteção do vírus do papiloma humano de alto risco para o estudo das lesões pré-malignas e malignas do colo do útero. Med Clin Barc). 2003;121:441-5.

21. Winer RL1, Xi LF, Shen Z, Stern JE, Newman L, Feng Q, Hughes JP, Koutsky LA. Viral load and short-term natural history of type-specific oncogenic human papillomavirus infections in a high-risk cohort of mid adult women. Int J Cancer. 2014 Abr 15;134(8):1889-98.

22. Wang SS, Hildesheim A. Viral and host factors in human papillomavirus persistence and progression (Factores virais e do hospedeiro na persistência e progressão do papilomavírus humano). J Natl Cancer Inst Monogr. 2003;31:35-40.

23. Guardado-Estrada M1, Juárez-Torres E1, Román-Bassaure E2, Medina-Martinez I1, Alfaro A1, Benuto RE3, Dean M4, Villegas-Sepulveda N5, Berumen J6. A distribuição dos papilomavírus humanos de alto risco é diferente em pacientes jovens e idosas com cancro do colo do útero. PLoS One. 2014 Oct 8;9(10):e109406.

24. Castro FA1, Haimila K, Sareneva I, Schmitt M, Lorenzo J, Kunkel N, Kumar R,

Försti A, Kjellberg L, Hallmans G, Lehtinen M, Hemminki K, Pawlita M. Association of HLA-DRB1, interleukin-6 and cyclin D1 polymorphisms with cervical cancer in the Swedish population--a candidate gene approach. Int J Cancer. 2009 Oct 15;125(8):1851-8.

25. Fonseca-Moutinho JA1. Tabagismo e cancro do colo do útero. ISRN Obstet Gynecol. 2011;2011:847684.

26. Gunnell AS, Tran TN, Torrang A et al. Synergy between cigarette smoking and human papillomavirus type 16 in cervical cancer in situ development. Cancer Epidemiol Biomarkers Prev 2006; 15(11): 2141-7.

27. Jiang J1, Pang H, Liu B, Nasca PC, Zhang B, Wu Y, Han W, Gates M, Lu T, Zou X, Xue F, Hou L, Wang Z, Wang Y, Chen Y, Li J. Effects of active, passive, and combined smoking on cervical cancer mortality: a nationwide proportional mortality study in Chinese urban women. Cancer Causes Control. 2015 Jul;26(7):983-91.

28. Deacon JM1, Evans CD, Yule R, Desai M, Binns W, Taylor C, Peto J. Sexual behaviour and smoking as determinants of cervical HPV infection and of CIN3 among those infected: a case-control study nested within the Manchester cohort. Br J Cancer. 2000 Dec;83(11):1565-72.

29. Muñoz N, Franceschi S, Bosetti C, et al. Role of parity and human papillomavirus in cervical cancer: the IARC multicentric case-control study. Lancet. 2002;359:1093-101.

30. Jensen KE1, Schmiedel S, Norrild B, Frederiksen K, Iftner T, Kjaer SK. Paridade como co-fator de doença cervical de alto grau em mulheres com infeção persistente pelo papilomavírus humano: um seguimento de 13 anos. Br J Cancer. 2013 Jan 15;108(1):234-9.

31. Moreno V, Bosch FX, Muñoz N, et al. Effect of oral contraceptives on risk of cervical cancer in women with human papillomavirus infection: the IARC multicentric case-control study. Lancet. 2002;359:1085-92.

32. La Vecchia C, Boccia S. Oral contraceptives, human papillomavirus and cervical cancer. Eur J Cancer Prev. 2014 Mar;23(2):110-2.

33. Gilles C, Manigart Y, Konopnicki D, Barlow P, Rozenberg S. Management and outcome of cervical intraepithelial neoplasia lesions: a study of matched cases according to HIV status. Gynecol Oncol. 2005;96:112-8.

34. Allegretti JR, Barnes EL, Cameron A. Os doentes com doença inflamatória

intestinal em terapia imunossupressora crónica têm um risco acrescido de displasia/cancro de alto grau do colo do útero? A meta-analysis. Inflamm Bowel Dis. 2015 May;21(5):1089-97.

35. Ozsaran AA, Ates T, Dikmen Y, Zeytinoglu A, Terek C, ErhanY, et al. Avaliação do risco de neoplasia intra-epitelial cervical e de infeção pelo vírus do papiloma humano em doentes transplantados renais que recebem terapia imunossupressora. Eur J Gynaecol Oncol. 1999;20:127-30.

36. Williams VM1, Filippova M, Soto U, Duerksen-Hughes PJ. HPV-DNA integration and carcinogenesis: putative roles for inflammation and oxidative stress. Future Virol. 2011 Jan 1;6(1):45-57.

37. Castle PE1, Hillier SL, Rabe LK, Hildesheim A, Herrero R, Bratti MC, Sherman ME, Burk RD, Rodriguez AC, Alfaro M, Hutchinson ML, Morales J, Schiffman M.

Associação da inflamação cervical com neoplasia cervical de alto grau em mulheres infectadas com papilomavírus humano (HPV) oncogénico. Cancer Epidemiol Biomarkers Prev. 2001 Oct;10(10):1021-7.

38. Silva J1, Cerqueira F, Medeiros R. Infeção por Chlamydia trachomatis: implicações para o estado do HPV e cancro do colo do útero. Arch Gynecol Obstet. 2014 Apr;289(4):715-23.

39. Smith JS, Herrero R, Bosetti C, Muñoz N, Bosch FX, Eluf-Neto J, et al, Grupo de Estudo Multicêntrico do Cancro do Colo do Útero da Agência Internacional de Investigação do Cancro (IARC). Herpes simplex virus-2 as a human papillomavirus cofator in the etiology of invasive cervical cancer. J Nat Cancer Inst. 2002;94:1604-13.

40. Clarke MA1, Rodriguez AC, Gage JC, Herrero R, Hildesheim A, Wacholder S, Burk R, Schiffman M. A large, population-based study of age-related associations between vaginal pH and human papillomavirus infection. BMC Infect Dis. 2012 Feb 8;12:33.

41. Rodriguez-Cerdeira C1, Sanchez-Blanco E, Alba A. Evaluation of Association between Vaginal Infections and High-Risk Human Papillomavirus Types in Female Sex Workers in Spain (Avaliação da Associação entre Infecções Vaginais e Tipos de Papilomavírus Humano de Alto Risco em Trabalhadoras do Sexo em Espanha). ISRN Obstet Gynecol. 2012;2012:240190.

42. Muñoz N1, Castellsagué X, de González AB, Gissmann L. HPV in the etiology of

human cancer. Vaccine. 2006 Aug 31;24 Suppl 3:S3/1-10.

43. Davies AA, Smith GD, Harbord R, Bekkering GE, Sterne JAC, Beynon R, et al. Intervenções nutricionais e resultados em doentes com cancro ou lesões pré-invasivas: revisão sistemática. J Nat Cancer Inst. 2006;98:961-73.

44. Franceschi S. The IARC commitment to cancer prevention: the example of papillomavirus and cervical cancer. Recent Results Cancer Res. 2005;166:277-97.

45. Darragh TM, Colgan TJ, Cox JT, Heller DS,Henry MR, Luff RD, et al. The Lower Anogenital Squamous Terminology Standardization Project for HPV-Associated Lesions: background and consensus recommendations from the College of American Pathologists and the American Society for Colposcopy and Cervical Pathology. Arch Pathol Lab Med 2012 Oct;136(10):1266-97.

46. Stoler M, Bergeron C, Colgan TJ, Ferenczy A,Herrington S, Kim KR, et al. Tumores do colo do útero. Squamous cell tumours and precursos. In: Kurman RJ, Carcangiu ML, Herrington CS, Young RH, eds. WHO Classification of Tumours of Female Reproductive Organs. 4a ed. Lyon: Agência Internacional de Investigação do Cancro (IARC); 2014. p. 169-206.

47. Ostor AG. Natural history of cervical intraepithelial neoplasia: A critical review. Int J Gynecol Pathol 1993;12:186-92.

48. Katki HA, Gage JC, Schiffman M, Castle PE, Fetterman B, Poitras NE, et al. Testes de seguimento após a colposcopia: risco de cinco anos de NIC 2 positivo após um diagnóstico colposcópico de NIC 1 ou menos. J Low Genit Tract Dis 2013 Apr;17(5 Suppl 1):S69-S77.

49. Nobbenhuis MA, Helmerhorst TJ, van den Brule AJ, Rozendaal L, Voorhorst FJ, Bezemer PD, Verheijen RH, Meijer CJ. Regressão citológica e eliminação do papilomavírus humano de alto risco em mulheres com um esfregaço cervical anormal. Lancet 2001 Nov 24;358:1782-3.

50. Discacciati MG, de Souza CA, d'Otavianno MG, Angelo-Andrade LA, Westin MC, Rabelo-Santos SH, et al. Outcome of expectant management of cervical intraepithelial neoplasia grade 2 in women followed for 12 months. Eur J Obstet Gynecol Reprod Biol 2011 Apr;155(2):204-8.

51. McCredie MR, Sharples KJ, Paul C, Baranyai J, Medley G, Jones RW, et al. História natural da neoplasia cervical e risco de cancro invasivo em mulheres com neoplasia intra-epitelial cervical 3: um estudo de coorte retrospetivo. Lancet Oncol

2008 May;9(5):425-34.

52. Aureli Torné Bladée et al. Prevención del Cáncer de Cuello de Utero 2014. ONCOGUIAS SEGO. Guías de práctica Clínica en cáncer ginecológico y mamario. Documento de Consenso.

53. Beller U, Benedet JL, Creasman WT, Ngan HY, Quinn MA, Maisonneuve P, Pecorelli S, Odicino F, Heintz AP. Carcinoma da vagina. 26º Relatório Anual da FIGO sobre os Resultados do Tratamento do Cancro Ginecológico. Int J Gynaecol Obstet. 2006 Nov;95 Suppl 1:S29-42.

54. De Vuyst H, Clifford GM, Nascimento MC, Madeleine MM, Franceschi S. 5. Prevalência e distribuição do tipo de papilomavírus humano em carcinoma e neoplasia intra-epitelial da vulva, vagina e ânus: uma meta-análise.

55. Boonlikit S1, Noinual N. Vaginal intraepithelial neoplasia: a retrospective analysis of clinical features and colpohistology. J Obstet Gynaecol Res. 2010 Feb;36(1):94-100.

56. 2015 ISSVD Terminologia das lesões intraepiteliais escamosas vulvares. Aceite no Congresso Mundial de Nova Iorque, 28 de julho de 2015. Comité de Terminologia: Bornstein J, Bogliatto F, Bohl T, Coady D, Haefner H, Preti M, Reutter J, Selva-Nayagam P, Stockdale C, Van-Beurden M. Em preparação para publicação. http://issvd.org/wp- content/uploads/2015/09/2015-ISSVD-VIN-terminology-for-the-website-v5 .pdf.

57. de Sanjosé S, Alemany L, Ordi J, Tous S, Alejo M, Bigby SM, et al, HPV VVAP study group.Worldwide human papillomavirus genotype attribution in over 2000 cases of intraepithelial and invasive lesions of the vulva. Eur J Cancer. 2013 Nov;49(16):3450-61.

58. AEPCC-GUIA: Neoplasia Vulvar Intraepitelial (NIV). Publicaciones AEPCC, noviembre 2015.

59. Preti M, Igidbashian S, Costa S, Cristoforoni P, Mariani L, Origoni M, et al. VIN tipo habitual - do passado ao futuro. E ciência médica do cancro. 2015 Abr 29;9:531.

60. Van Seters M, Beurden M, Craen A. A história natural presumida da neoplasia intra-epitelial vulvar III baseia-se em provas suficientes? Uma revisão sistemática de 3322 doentes publicados. Gynecol Oncol 2005;97:645-51.

61. Van de Nieuwenhof HP, Van der Avoort IA, Hullu JA. Revisão das lesões escamosas pré-malignas da vulva. Critical Rev Oncol Hematol 2008 ;68:131-56.

62. Coronado Martín PJ, Fasero Laiz M, Ramírez Mena M., Arab Eblen C, Bellón del

Amo M, García Santos FJ, Vidart Aragón JA. La inmunosupresión es un fator mayor de riesgo en la recidiva de las lesiones del trato genital inferior asociadas al virus del papiloma humano. Prog Obstet Ginecol. 2010;53:179-88.

63. Puig-Tintoré lm, Ordí J, Torné A, Jou P, Pahisa J, Lejarcegi JA. Neoplasia Vulvar Intraepitelial. Prog Obstet Ginecol 2002;45:487-96.

64. Jones RW, Rowan DM, Stewart AW. Vulvar intraepithelial neoplasia: aspects of the natural history and outcome in 405 women. Obstet Gynecol 2005;106 (6):1319-26

Capítulo 3: Evolução da infeção por HPV e doenças relacionadas em mulheres idosas

Pluvio Coronado MD, PhD e Mar Ramirez MD, PhD

Departamento de Obstetrícia e Ginecologia. Hospital Clínico San Carlos. Universidade Complutense. Madrid, Espanha.

Caraterísticas da infeção por HPV e do cancro em mulheres idosas

A infeção do trato genital pelo HPV tem sido amplamente documentada em todo o mundo. Estima-se que, num dado momento, 10,4% das mulheres em todo o mundo sejam positivas para o ADN do HPV cervical e que até 60% das mulheres sexualmente activas sejam infectadas pelo HPV no trato genital,[12]. Foi observada uma prevalência mais elevada nos países menos desenvolvidos do que nos países mais desenvolvidos e em mulheres com menos de 25 anos de idade em comparação com mulheres mais velhas. Além disso, as mulheres com 45 anos ou mais tiveram um segundo pico de prevalência, que foi observado em todos os continentes, exceto na Ásia[1]. Globalmente, a prevalência do HPV em todos os continentes nas mulheres ≥45 anos é de cerca de 13%, em comparação com 22% nas mulheres ≤25 anos (Fig. 1). Este fenómeno observado nas mulheres mais velhas tem 3 explicações possíveis: 1- a diminuição da resposta imunitária durante a transição da menopausa, o que induziria a reativação de infecções por HPV já existentes (mas com uma carga viral baixa) ou latentes. Nestes casos, o envelhecimento, juntamente com as alterações hormonais, poderia explicar esta imunodeficiência relativa. 2- Uma outra explicação poderia ser a alteração do comportamento sexual das mulheres e dos homens de meia-idade. 3- A terceira explicação poderia ser um efeito específico das coortes estudadas com base na transmissão sexual do HPV.

Embora as mulheres asiáticas não tenham mostrado um aumento das taxas de infeção por HPV em mulheres mais velhas como noutros continentes, é evidente que a transição da menopausa é um fator de risco a ter em conta, principalmente nos programas de rastreio. Por outro lado, as novas infecções na faixa etária dos 50 anos podem resultar num cancro cervical invasivo mais rapidamente do que nas mulheres mais jovens.

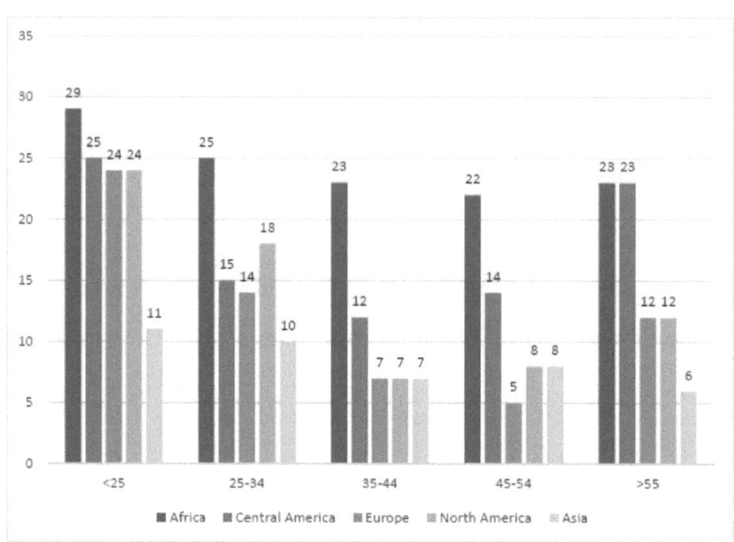

Figura 1. Prevalência do HPV em % por idade e continente. Modificado de de San Jose et al.[1]

Há uma falta de compreensão da história natural da infeção pelo HPV ao longo da vida, especialmente nas mulheres mais velhas. O modelo atual da história natural do HPV e do cancro do colo do útero é o seguinte: as mulheres adquirem o HPV através de relações sexuais com um parceiro infetado, pelo que a prevalência do HPV é elevada por volta da idade do início da vida sexual, altura em que a exposição é elevada e não existe imunidade. As infecções geralmente desaparecem no prazo de 2 anos em mais de 90% dos indivíduos[3] . Aproximadamente 60% destas infecções induzem uma seroconversão específica do tipo e, se forem recolhidas amostras cervicais durante uma infeção viral produtiva, estas podem estar associadas a anomalias cervicais ligeiras como lesões intra-epiteliais escamosas de baixo grau (LSIL)/neoplasia intra-epitelial cervical 1 (NIC1). As infecções persistentes têm um risco mais elevado de progressão para NIC3, que podem evoluir para cancro do colo do útero durante um período de vários anos se não forem tratadas [4]. Os factores de risco para a progressão de uma infeção por HPV incluem o consumo de cigarros[5] , a utilização de contraceptivos orais de longa duração[6] e nascimentos múltiplos .[7]

Observou-se que o desenvolvimento de NIC3 é precedido por um aumento constante da carga viral de um determinado tipo de HPV (processo de transformação), ao passo que uma carga rápida e exponencialmente crescente (infeção transitória produtora de viriões) é geralmente eliminada no prazo de 6-18 meses e está normalmente associada a anomalias citológicas de baixo grau[8] . A quantificação do aumento da carga viral permite a discriminação entre infecções transitórias com latência ou lesões em regressão em mulheres com persistência prolongada de HPV tipo-específico[9] . A evolução da carga viral poderia tornar-se num indicador para determinar as mulheres que irão experimentar uma evolução para NIC3 e poderia ser útil para a triagem em programas de rastreio cervical baseados no HPV. Atualmente, existem duas questões por resolver: 1- os anticorpos séricos detectados após uma infeção natural conferem proteção contra a reinfeção com o mesmo genótipo de HPV? e 2- um estado de ADN negativo numa amostra vaginal-cervical representa uma eliminação virológica completa ou um controlo imunológico da infeção ou, por outras palavras, a possibilidade de latência viral? As mulheres idosas estão no centro destas questões devido ao aumento da prevalência do HPV neste período e às implicações das infecções por HPV com um sistema imunitário debilitado ou, pelo menos, não em condições óptimas como acontece nas mulheres mais jovens.

A maioria das mulheres infectadas pelo HPV não desenvolverá lesões cervicais de alto grau ou cancro. Este facto mostra a importância dos factores que modulam a progressão da NIC para cancro nas mulheres infectadas pelo HPV. Estes factores ainda não são bem conhecidos, mas incluiriam o genótipo do HPV, a carga viral do HPV, a persistência da infeção pelo HPV, a co-infeção com outras infecções sexuais e o estado imunitário do hospedeiro[10, 11] . A NIC 3 pode desenvolver-se alguns anos após a infeção pelo HPV; o tempo decorrido entre o reconhecimento da infeção e o diagnóstico da NIC 3 depende não só de determinantes biológicos, mas também da intensidade e sensibilidade dos métodos clínicos de deteção do HPV e do diagnóstico da NIC 3[12] . Normalmente, as lesões expandem-se durante muitos anos antes de se tornarem invasivas; aproximadamente um terço das lesões NIC 3 conduzem a cancro invasivo .[4]

A mediana do tempo decorrido entre as NIC2/3 e o cancro foi estimada em 23,5 anos e 1,6% das lesões evoluirão para cancro no prazo de 10 anos. 2,4% das lesões positivas para o HPV-16 evoluíram para cancro no prazo de 10 anos, em comparação com 0,6% das lesões negativas para o HPV-16 .[11]

Foi demonstrado que a infeção por tipos de HPV de alto risco é normalmente transitória[13] . A persistência da infeção por HPV aumenta substancialmente o risco de progressão para doença pré-invasiva e invasiva clinicamente relevante[14] . A persistência da infeção por HPV é frequentemente definida como a deteção do mesmo tipo de HPV em amostras consecutivas obtidas com intervalos de 6 meses. No entanto, quando o genótipo de HPV em causa é prevalente na população de mulheres em estudo, pode ocorrer uma reinfeção com o mesmo genótipo, simulando uma infeção persistente. Esta deteção do mesmo genótipo pode resultar na classificação incorrecta de infecções transitórias consecutivas por HPV como infecções persistentes.

O impacto da idade na história natural da infeção por HPV não é completamente compreendido e ainda não existe consenso[3,15]. A idade da mulher é importante na progressão da doença cervical, mas, independentemente da idade da mulher, as infecções recentemente detectadas não estão associadas a um risco elevado de persistência, NIC 2/3 ou cancro. Um grande estudo realizado em Guanacaste, Costa Rica, com mais de 9000 mulheres, mostrou que, no caso de infecções recentemente detectadas, a taxa de progressão para NIC 2+ (ou NIC 3+), após 3 anos de seguimento, não era mais elevada nas mulheres com 34 anos ou mais do que nas mulheres mais jovens[16]. Além disso, entre as infecções prevalentes, as infecções persistentes entre as mulheres mais velhas (>42 anos) foram mais elevadas do que entre os grupos etários mais jovens ou as novas infecções em qualquer idade. Este estudo também sugeriu que o benefício potencial global da vacinação profilática ou do rastreio frequente do HPV para prevenir ou detetar novas infecções cancerígenas pelo HPV em idades mais avançadas é baixo.

Para compreender as infecções encontradas nas mulheres idosas, são necessários estudos de acompanhamento longitudinais para diferenciar as infecções prevalecentes, que são mais prováveis de serem já de mulheres idosas, das infecções recentemente detectadas e para avaliar o risco de persistência e progressão.

Conceito de persistência, reinfeção e reativação do HPV

Na prática clínica, é comum encontrar mulheres mais velhas que apresentam um teste positivo para o ADN do HPV, mas que podem apresentar um teste negativo ao longo do tempo. No entanto, passados alguns anos, essas mulheres voltam a apresentar resultados positivos. Como é que podemos classificar estes casos? Persistência, reinfeção ou reativação. Sabe-se também que muitas destas mulheres garantem que não têm nenhum parceiro sexual há vários anos. Nestes casos, existe realmente uma latência da infeção pelo VPH?

Em relação ao comportamento da infeção pelo HPV, podem ser considerados quatro cenários diferentes em relação à persistência e latência do HPV no trato genital: eliminação completa, quiescência ou latência, reativação após um período de latência e reinfeção com um novo vírus (Fig. 2). A latência viral seria um estado de infeção reversível e não produtiva de células individuais. Ainda há incertezas quanto à existência de um estado latente nas infecções por HPV, no entanto, de acordo com a virologia, o HPV pode estabelecer latência.

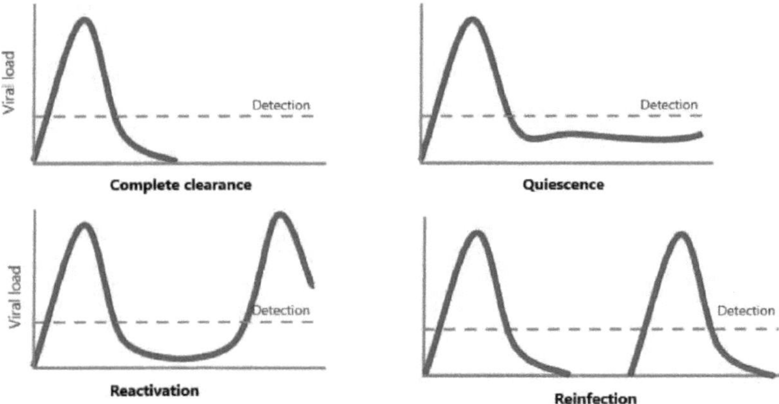

Figura 2. Diferenças entre eliminação, quiescência, reativação e reinfeção da infeção por HPV

Os estudos em humanos não são capazes de demonstrar a latência ou reativação do HPV, embora tal tenha sido observado em modelos animais[17]. Modelos experimentais e observações análogas em doentes com papilomatose respiratória recorrente demonstraram que o ADN do HPV pode persistir no hospedeiro no local da infeção após a resolução da lesão. Em modelos animais, após a resolução de um papiloma induzido por HPV, a persistência do ADN do HPV é comum, mas com um número de cópias muito baixo, o que é considerado uma infeção latente. Esta infeção latente é caracterizada por um baixo número de cópias de ADN detectado em biópsias de tecidos clínica e histologicamente normais, sem formação de papiloma[18]. Potencialmente, esta infeção latente pode ser reactivada por luz UV ou irritação mecânica. No entanto, uma pequena fração de papilomas pode surgir espontaneamente de locais latentes sem indução direta.

As células basais infectadas que contêm o ADN do HPV são invisíveis para o sistema imunitário devido à baixa expressão dos antigénios virais e porque certas proteínas virais, como a E5, a E6 e a E7, inibem a resposta imunitária[19,20]. É provável que seja isto que acontece em relação aos vírus oncogénicos, mas para os tipos de HPV de baixo risco, presume-se que a persistência envolve a manutenção do genoma numa célula estaminal basal de ciclo lento. A persistência de genomas virais na camada basal fornece uma base para a compreensão atual de como os genomas dos papilomavírus podem existir num estado latente após a regressão da lesão .[21]

Modelo de latência do HPV

O modelo de latência do HPV proposto baseia-se nas provas derivadas de modelos de infeção por papilomavírus oral em animais. Em relação à via genital humana, Gravitt PE[22] propôs um modelo para explicar a latência do HPV (Fig. 3).

1. O HPV infecta as células epiteliais basais devido a um microtrauma durante a relação sexual. No processo de reparação da micro-ferida, as células basais infectadas são estimuladas a preencher a ferida, resultando numa infeção ativa pelo papilomavírus. Nem todas as células estaminais basais infectadas serão activadas, algumas reterão os epissomas do HPV e permanecerão quiescentes. É pouco provável que estas células infectadas sejam detectadas utilizando as técnicas esfoliativas padrão disponíveis, que apenas recolhem amostras do epitélio superficial e não das camadas profundas. Esta pode ser a origem da latência.

2. O HPV numa célula estaminal basal pode permanecer indetetável até ser estimulado por um estímulo, como um traumatismo que exija a reparação de uma ferida ou um efeito hormonal. Neste caso, uma resposta imunitária mediada por células T de memória residentes no epitélio reduz a duração da infeção produtiva[23] . Durante este tempo, o aumento da carga de HPV determina um novo HPV-DNA se as células T de memória não forem suficientemente boas para erradicar a infeção. Este modelo é coerente com a deteção de ADN-HPV observada após a depleção das células T de memória na infeção aguda pelo VIH e em mulheres sexualmente abstinentes com infeção crónica pelo VIH[24] . As taxas relativamente baixas de deteção recorrente de ADN-HPV em populações saudáveis sugerem que o controlo imunológico é a regra. Este facto é apoiado por observações do braço placebo dos ensaios de vacinas, em que a taxa média de deteção recorrente de ADN específico do tipo após dois esfregaços consecutivos de ADN negativo foi de 8% ao longo de 36 meses .[25]

Embora este modelo explique a latência e a reativação da infeção por HPV, o modelo não foi demonstrado em seres humanos. Em coelhos, observou-se um aumento da reativação de genomas de papilomavírus latentes em locais de infeção anterior após imunossupressão[26] , sugerindo a importância da imunidade do hospedeiro na supressão da reativação viral. Nos seres humanos, a re-deteção do ADN do HPV após uma aparente eliminação foi também sugerida por estudos epidemiológicos[25] . Foram obtidas informações adicionais de estudos de deteção do HPV efectuados em mulheres sexualmente abstinentes. Estes estudos revelam uma taxa de 5% de deteção do HPV (presumivelmente reativação), que é semelhante à taxa de deteção em mulheres sexualmente activas[27,28] . Os estudos epidemiológicos são bastante consistentes com este modelo de latência e reativação, que pode prever até a recorrência periódica da deteção de ADN do HPV.

Implicação do sistema imunitário na latência e reativação

O papel do sistema imunitário na eliminação e reativação da infeção por HPV é bastante relevante. Foi demonstrado um aumento nas taxas de deteção de ADN do HPV após imunossupressão mediada pelo VIH e a perda de células T de memória circulantes e residentes no epitélio. Isto sugere um papel importante da memória imunitária eficaz das células T no controlo da reativação[29] . Na imunossupressão associada ao VIH e na imunossupressão iatrogénica após o transplante de órgãos, os estudos epidemiológicos também descobriram que os cancros associados ao HPV estão aumentados nesses doentes .[30]

O equilíbrio entre a estimulação viral da memória das células T imunitárias e a consequente supressão da expressão genética viral nas células epiteliais infectadas determinará a eliminação ou latência das infecções por HPV em mulheres imunocompetentes.

As formas transitórias e ligeiras de imunossupressão também podem contribuir para a reativação do HPV. Em relação às mulheres mais velhas, a imunodeficiência relativa relacionada com a idade pode ser considerada como causa da reativação de possíveis vírus latentes nos epitélios escamosos do trato genital. Um estudo realizado em mulheres na peri e pós-menopausa em Guanacaste, Costa Rica, referiu que 21% das novas detecções de HPV podiam ser atribuídas a uma resposta linfoproliferativa reduzida, sendo este o único fator associado a novas detecções de HPV entre mulheres que não eram atualmente sexualmente activas[31] . Outro estudo realizado em mulheres com idades compreendidas entre os 35 e os 60 anos mostrou que 85% de todos os novos HPV detectados ocorreram em mulheres sexualmente abstinentes ou monogâmicas, e que o número de parceiros sexuais recentes e ao longo da vida estavam ambos fortemente associados à deteção de HPV incidente. No entanto, apenas 13% das detecções incidentes foram atribuídas a novos parceiros sexuais, ao passo que 72% foram atribuídas a 5 ou mais parceiros sexuais ao longo da vida[32] . Outros estudos também concordam com estes dados[3] , sugerindo que a transição da menopausa pode representar uma janela vulnerável para a reativação do HPV devido à supressão imunitária (possivelmente mediada por hormonas).

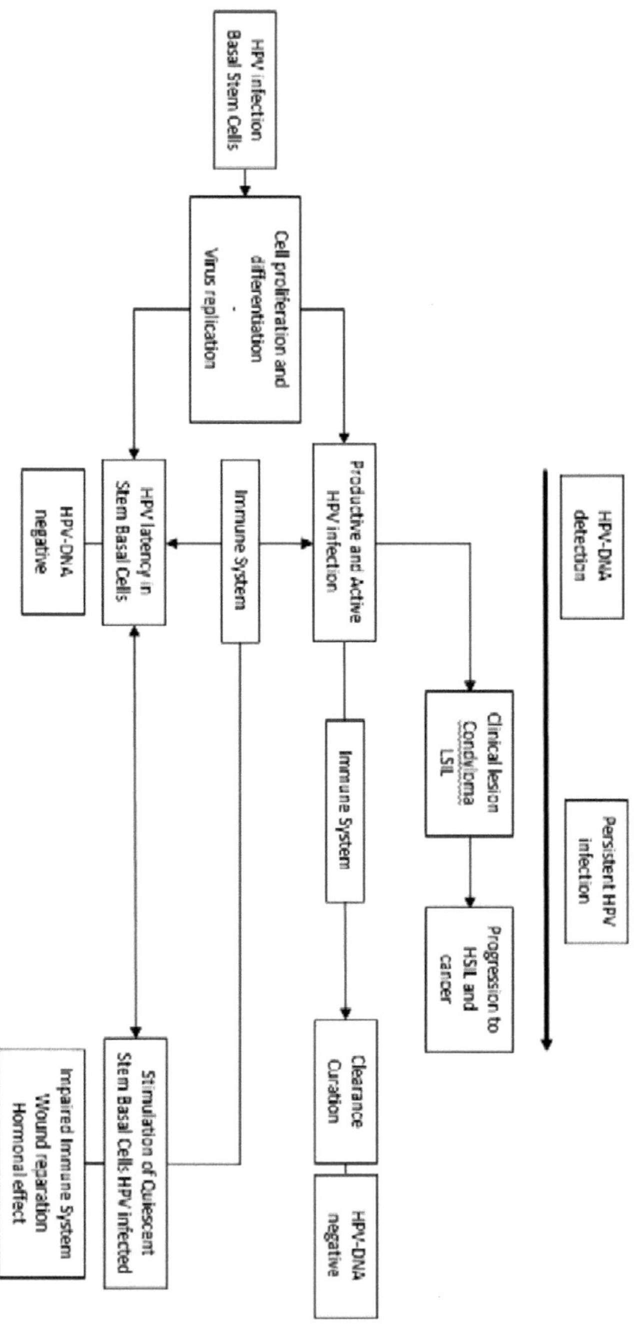

Figura 3. Modelo de latência e reativação do HPV no trato genital

Latência e reativação vs. reinfeção

Quando a deteção de HPV-DNA é diagnosticada em mulheres idosas, a questão é saber se a nova infeção por HPV é nova ou é uma reativação; e, além disso, o risco de desenvolver uma NIC3 ou cancro após a reativação de uma infeção latente por HPV é o mesmo que o risco de aquisição de um novo HPV? A resposta não é clara. Uma vez que as mulheres mais velhas com ADN recentemente detectado apresentam riscos de progressão de NIC2-3 semelhantes aos das mulheres mais jovens[16] , é pouco provável que as infecções reactivadas apresentem um risco diferente. Outra questão importante é o impacto psicossocial, especialmente em mulheres com relações monogâmicas de longa duração, da nova presença de HPV devido a uma infeção reactivada, mas não devido a uma nova aquisição.

Nos estudos epidemiológicos, as mulheres que eliminaram um genótipo específico de HPV durante o período de estudo foram avaliadas quanto à probabilidade de deteção recorrente do mesmo genótipo. A deteção recorrente foi observada em todos os estudos, variando entre 3,3% para a recorrência do HPV HR- no estudo de coorte Ludwig-McGill do Brasil em mulheres mais velhas[33] e 19,4% num estudo de mulheres em idade universitária em Washington[34] . Em todos os estudos, os autores reconhecem que pode haver novas infecções com o mesmo genótipo ou uma reativação do vírus latente. Em dois estudos que avaliaram estas duas possibilidades[25, 28] não foi observada qualquer associação entre a deteção recorrente específica do tipo e o relato de um novo parceiro sexual. No estudo americano, confirmou-se que as detecções recorrentes do HPV16 eram geneticamente idênticas às da deteção original do HPV16[25] . Além disso, vários estudos relataram taxas de infeção incidente entre mulheres sexualmente abstinentes que são semelhantes às taxas de recorrência relatadas, sugerindo que pelo menos uma fração destas infecções não pode ser explicada pela aquisição a um parceiro masculino.

Uma prova de possível reativação é a presença de persistência do vírus em cargas muito baixas não detectáveis pelas técnicas tradicionais. Nesta linha, quando as amostras negativas de HPV são reanalisadas utilizando técnicas de PCR altamente sensíveis, a presença de cópias muito baixas de ADN viral pode ser identificada[35] . Mesmo depois de o ADN do HPV se tornar indetetável utilizando a nested PCR super-sensível, o resultado negativo do teste não exclui a presença de células quiescentes infectadas com HPV no pool de células estaminais basais. Neste caso, na ausência de microdissecção e genotipagem de todas as células estaminais epiteliais basais, seria impossível provar a erradicação da infeção. No entanto, existem provas de que a reativação do HPV existe e, tal como outras infecções latentes, pode aumentar em idades mais avançadas .[36]

Novas exposições sexuais e reativação latente estão a ser sugeridas como explicação para o segundo pico de prevalência do HPV observado em mulheres mais velhas. Alguns estudos epidemiológicos referem uma forte associação entre novos parceiros sexuais e a incidência do HPV. Trottier et al.[33] relataram um risco aumentado de deteção de novo DNA-HPV entre mulheres que relataram um novo parceiro sexual, tanto na coorte total como em análises restritas a mulheres com mais de 40 anos com mais de dois parceiros sexuais ao longo da vida. Nestes casos, a deteção de HPV-DNA não pode ser devida a reativação latente, porque os novos parceiros sexuais não são um fator de risco para a reativação, mas sim para uma nova infeção[6] . Noutro grande estudo de coorte, foi sugerido que os novos parceiros sexuais podem explicar apenas 21% da incidência do HPV, outros 21% podem ser explicados pelo aumento do número de parceiros sexuais ao longo da vida e 12% pela diminuição da resposta imunitária ao HPV[31] . Estes dados corroboram o facto de as novas exposições sexuais implicarem um risco elevado de infeção por HPV, mesmo em mulheres mais velhas. No entanto, a taxa de infecções derivadas de relações sexuais versus reativação de infecções anteriores é difícil de estimar.

Os resultados do ensaio da vacina quadrivalente contra o HPV em mulheres com idades compreendidas entre os 24 e os 46 anos também apoiam a noção de que a nova infeção por HPV detectada é mais provavelmente atribuível à reativação em mulheres mais velhas do que em mulheres mais jovens[37] . Reconhecendo que a reativação pode ser responsável por uma maior proporção de novas detecções de HPV em mulheres mais velhas, alguns investigadores avaliaram o risco de NIC2/3 na coorte de Guanacaste após novas detecções de HPV em mulheres mais jovens e mais velhas[16] . Concluíram que a reativação acarreta o mesmo risco que uma nova infeção. No entanto, estes resultados são limitados e será necessário um acompanhamento mais longo desta população, utilizando o cancro invasivo como ponto final, para esclarecer o risco de doença cervical após a reativação do HPV em mulheres mais velhas. Novos biomarcadores, como o perfil de citocinas cervicais e a sequenciação completa do genoma do HPV, podem ser utilizados para ajudar na inferência causal epidemiológica na ausência de biomarcadores diretos de ADN do HPV novo versus recorrente.

Anticorpos séricos contra o HPV e efeito protetor

Ainda não é claro se os anticorpos séricos desenvolvidos após a infeção natural por HPV apresentam proteção contra a reinfeção e/ou reativação. Foi sugerido que a proteção contra a reinfeção entre indivíduos seropositivos naturais é viável, mas não em todas as mulheres[38] . Uma análise recente da incidência do HPV entre mulheres seropositivas e seronegativas no braço placebo do ensaio da vacina quadrivalente mostrou provas diretas de proteção em mulheres mais jovens, mas não em mulheres mais velhas[25] . As mulheres jovens com idades compreendidas entre os 26 e os 34 anos apresentaram uma taxa mais baixa de deteção de novos tipos específicos entre as mulheres seropositivas do que entre as seronegativas (1,0 versus 5,7 por 100 pessoas/ano, respetivamente), o que sugere uma proteção substancial contra a reinfeção. No entanto, a taxa de deteção de novo tipo específico de ADN entre as mulheres mais velhas (35 a 45 anos) seropositivas foi ligeiramente superior à das mulheres seronegativas da mesma idade (2,8 vs. 2,1 por 100 pessoas/ano, respetivamente), o que é consistente com a ausência geral de associação entre o estatuto serológico de base e a deteção subsequente de ADN do HPV nas coortes mais velhas.

REFERÊNCIAS

1. de Sanjosé S, Diaz M, Castellsagué X, Clifford G, Bruni L, Muñoz N, Bosch FX.Prevalência mundial e distribuição genotípica do DNA do papilomavírus humano cervical em mulheres com citologia normal: uma meta-análise. Lancet Infect Dis. 2007 Jul;7(7):453-9.

2. Ho GY, Bierman R, Beardsley L, Chang CJ, Burk RD. Natural history of cervicovaginal papillomavirus infection in young women (História natural da infeção pelo papilomavírus cervicovaginal em mulheres jovens). N Engl J Med. 1998 Feb 12;338(7):423-8.

3. Munoz N, Méndez F, Posso H, Molano M, van den Brule AJ, Ronderos M, Meijer C, Muñoz A; Grupo de Estudo do Instituto Nacional de Cancerologia HPV. Incidence, duration, and determinants of cervical human papillomavirus infection in a cohort of Colombian women with normal cytological results. J Infect Dis. 2004;190(12):2077-2087.

4. McCredie MR, Sharples KJ, Paul C, Baranyai J, Medley G, Jones RW, Skegg DC. Natural history of cervical neoplasia and risk of invasive cancer in women with cervical intraepithelial neoplasia 3: a retrospective cohort study. Lancet Oncol. 2008;9(5):425-434.

5. Collins S, Rollason TP, Young LS, Woodman CBJ. O consumo de cigarros é um fator de risco independente para a neoplasia intra-epitelial cervical em mulheres jovens: um estudo longitudinal. Eur J Cancer. 2010;46(2):405-411.

6. International Collaboration of Epidemiological Studies of Cervical Cancer, Appleby

P, Beral V, Berrington de González A, Colin D, Franceschi S, Goodhill A, Green J, Peto J, Plummer M, Sweetland S. Cervical cancer and hormonal contraceptives: collaborative reanalysis of individual data for 16,573 women with cervical cancer and 35,509 women without cervical cancer from 24 epidemiological studies. Lancet. 2007;370(9599):1609-1621.

7. Munoz N, Franceschi S, Bosetti C, Moreno V, Herrero R, Smith JS, et al; Centro Internacional de Investigação do Cancro. Grupo de Estudo Multicêntrico do Cancro do Colo do Útero. Role of parity and human papillomavirus in cervical cancer: the IARC multicentric case control study. Lancet. 2002;359(9312):1093-1101.

8. Depuydt CE, Criel AM, Benoy IH, Arbyn M, Vereecken AJ, Bogers JJ. Changes in type-specific human papillomavirus load predict progression to cervical cancer. J. Cell Mol. Med. 2012;16:3096-3104.

9. Depuydt CE, Jonckheere J, Berth M, Salembier GM, Vereecken AJ, Bogers JJ. A medição da carga do papilomavírus humano (HPV) específica do tipo em série permite a diferenciação entre lesões cervicais em regressão e infecções transitórias produtivas de viriões em série. Cancer Med. 2015 maio 20. doi: 10.1002/cam4.473. [Epub ahead of print].

10. Remmink AJ, Walboomers JM, Helmerhorst TJ, Voorhorst FJ, Rozendaal L, Risse EK, Meijer CJ, Kenemans P. A presença de genótipos persistentes de HPV de alto risco em lesões displásicas do colo do útero está associada a doença progressiva: história natural até 36 meses. Int J Cancer. 1995 May 4;61(3):306-11.

11. Vink MA, Bogaards JA, van Kemenade FJ, de Melker HE, Meijer CJ, Berkhof J. Clinical progression of high-grade cervical intraepithelial neoplasia: estimating the time to preclinical cervical cancer from doubly censored national registry data. Am J Epidemiol. 2013 Oct 1;178(7):1161-9.

12. Winer RL, Kiviat NB, Hughes JP, Adam DE, Lee SK, Kuypers JM, Koutsky LA. Development and duration of human papillomavirus lesions, after initial infection. J InfectDis. 2005;191(5):731-738.

13. Wheeler CM, Greer CE, Becker TM, Hunt WC, Anderson SM, Manos MM. Flutuações a curto prazo na deteção do ADN do papilomavírus humano cervical. Obstet Gynecol. 1996 Aug;88(2):261-8.

14. Ramanakumar AV, Goncalves O, Richardson H, Tellier P, Ferenczy A, Coutlée F, Franco EL. Papilomavírus humano (HPV) tipos 16, 18, 31, 45 cargas de ADN e integração do HPV-16 em infecções persistentes e transitórias em mulheres jovens.

BMC Infect Dis. 2010 Nov 11;10:326. doi: 10.1186/1471-2334-10-326.

15. Castle PE, Schiffman M, Herrero R, Hildesheim A, Rodríguez AC, Bratti MC, et al. A prospective study of age trends in cervical human papillomavirus acquisition and persistence in Guanacaste, Costa Rica. J InfectDis. 2005;191(11):1808—1816.

16. Rodríguez AC, Schiffman M, Herrero R, Hildesheim A, Bratti C, Sherman ME, et al. Estudo longitudinal da persistência do vírus do papiloma humano e da neoplasia intra-epitelial cervical de grau 2/3: papel crítico da duração da infeção. J Natl Cancer Inst. 2010 Mar 3;102(5):315-24.

17. Maglennon GA, McIntosh P, Doorbar J. Persistence of viral DNA in the epithelial basal layer suggests a model for papillomavirus latency following immune regression (Persistência de ADN viral na camada basal epitelial sugere um modelo de latência do vírus do papiloma após regressão imunitária). Virologia. 2011;414(2):153-163.

18. Amella C, Lofgren L, Ronn A, Nouri M, Shikowitz M, Steinberg B. Infeção latente induzida com papilomavírus de coelho de cauda de algodão. Um modelo para a latência do papilomavírus humano. Am J Pathol. 1994;144(6):1167-1171.

19. Doorbar J, Quint W, Banks L, Bravo IG, Stoler M, Broker TR, Stanley MA: A biologia e o ciclo de vida dos papilomavírus humanos. Vaccine 2012, 30(Suppl. 5):55-70.

20. Stanley MA: Respostas das células epiteliais à infeção pelo papilomavírus humano. ClinMicrobiol Rev 2012, 25:215-222.

21. Maglennon GA, McIntosh P, Doorbar J: A persistência de ADN viral na camada basal epitelial sugere um modelo de latência do papilomavírus após regressão imunitária. Virologia 2011, 414:153-163.

22. Gravitt PE. The known unknowns of HPV natural history (As incógnitas conhecidas da história natural do HPV). J Clin Invest. 2011 Dec;121(12):4593-9.

23. Selvakumar R, Schmitt A, Iftner T, Ahmed R, Wettstein F. Regression of papillomas induced by cottontail rabbit papillomavirus is associated with infiltration of CD8+ cells and persistence of viral DNA after regression. J Virol. 1997;71(7):5540-5548.

24. Nowak RG, Gravitt PE, Morrison CS, Gange SJ, Kwok C, Oliver AE, et al. Increases in human papillomavirus detection during early HIV infection among women in Zimbabwe (Aumentos na deteção do papilomavírus humano durante a infeção precoce pelo VIH entre mulheres no Zimbabué). J Infect Dis. 2011;203(8): 1182-1191

25. Insinga RP, Perez G, Wheeler CM, Koutsky LA, Garland SM, Leodolter S, et al; Investigadores FUTURE I. Incidence, duration, and reappearance of type-specific cervical human papillomavirus infections in young women. Cancer Epidemiol Biomarkers Prev. 2010;19(6):1585-94.

26. Maglennon GA, Doorbar J. The biology of papillomavirus latency.Open Virol J. 2012;6:190-7.

27. Schlecht NF, Burk RD, Palefsky JM, Minkoff H, Xue X, Massad LS,Bacon M, Levine AM, Anastos K, Gange SJ, Watts DH et al. Variantes dos papilomavírus humanos 16 e 18 e sua história natural em mulheres positivas para o vírus da imunodeficiência humana. J Gen Virol 2005, 86(Pt 10):2709-2720.

28. Theiler RN, Farr SL, Karon JM, Paramsothy P, Viscidi R, Duerr A, Cu-Uvin S, Sobel J, Shah K, Klein RS, Jamieson DJ: Reativação do papilomavírus humano de alto risco em mulheres infectadas com o vírus da imunodeficiência humana: factores de risco para a disseminação do vírus cervical. Obstetrics Gynecol 2010, 115:1150-1158.

29. Wang C, Wright TC, Denny L, Kuhn L. Aumento rápido da deteção da infeção pelo papilomavírus humano (HPV) logo após a infeção incidente pelo VIH entre as mulheres sul-africanas. J Infect Dis 2011, 203:479-486.

30. Grulich AE, van Leeuwen MT, Falster MO, Vajdic CM. Incidência de cancros em pessoas com VIH/SIDA em comparação com receptores de transplantes imunossuprimidos: uma meta-análise. Lancet 2007; 370(9581): 59-67.

31. Gonzalez P, Hildesheim A, Rodriguez AC, et al. Comportamento/estilo de vida e factores imunológicos associados à infeção por HPV em mulheres com mais de 45 anos. Cancer Epidemiol Biomarkers Prev 2010; 19(12):3044-54.

32. Rositch AF, Burke AE, Viscidi RP, Silver MI, Chang K, Gravitt PE. Contribuições de parcerias sexuais recentes e passadas na deteção de papilomavírus humano incidente: aquisição e reativação em mulheres mais velhas. Cancer Res. 2012 Dec 1;72(23):6183-90.

33. Trottier J, Ferreira S, Thomann P, Costa MC, Sobrinho JS, Prado JC, et al. Infeção e reinfeção pelo papilomavírus humano em mulheres adultas: o papel da atividade sexual e da imunidade natural. Cancer Res 2010; 70(21): 8569-77.

34. Winer RL, Hughes JP, Feng Q, Xi LF, Cherne S, O'Reilly S, Kiviat NB, Koutsky LA. Early natural history of incident, type-specifi human papillomavirus infections in newly sexually active young women (História natural precoce de infecções por

papilomavírus humano incidentes e específicas do tipo em mulheres jovens sexualmente activas). Cancer Epidemiol Biomarkers Prev 2011; 20(4): 699-707.

35. Weaver B, Shew M, Qadadri B, Tu W, Tong Y, Denski C, et al. Persistência de baixo nível de ADN do papilomavírus humano 16 numa coorte de mulheres adolescentes seguidas de perto. J Med Virol 2011; 83: 1362-9.

36. Plummer M, Peto J, Franceschi S. Em nome da Colaboração Internacional de Estudos Epidemiológicos sobre o Cancro do Colo do Útero. Tempo desde a primeira relação sexual e o risco de cancro do colo do útero. Int J Cancer 2012; 130: 2638-44.

37. Velicer C, Zhu X, Vuocolo S, Liaw KL, Saah A. Prevalência e incidência de infeção genital por HPV em mulheres. Sex Transm Dis. 2009 Nov;36(11):696-703.

38. John Doorbar. Infecções latentes por papilomavírus e sua regulação. Opinião Atual em Virologia 2013, 3:416-421

Capítulo 4: PREVENÇÃO SECUNDÁRIA DO CANCRO CERVICAL

José António Vidart Médico, Doutoramento

Professor de Obstetrícia e Ginecologia. Faculdade de Medicina. Universidade Complutense. Madrid

Javier Cortés MD, PhD

Consultor sénior. Oncologia ginecológica. Clínica privada. Palma de Mallorca

Estratégias para o diagnóstico precoce do cancro

Há duas estratégias que podem ser aplicadas para o diagnóstico precoce do cancro: a elaboração e implementação de programas de rastreio e a inclusão deste objetivo na atividade diária dos cuidados de saúde .[1]

Programa de rastreio:

Iniciativa de saúde pública que consiste em aplicar a pessoas assintomáticas um teste previamente validado (eficaz e eficiente) para as classificar como "susceptíveis" ou "improváveis" de sofrer uma doença específica. Um teste de despistagem deve ser simples de utilizar e cómodo para o doente, e deve oferecer resultados reprodutíveis. Não se deve esperar que ofereça um diagnóstico: o objetivo é que a sua aplicação sistemática reduza a mortalidade causada pela doença na população rastreada.

Um programa de despistagem não oferece quaisquer garantias individuais: a sua teoria e prática estão relacionadas com um problema comunitário. O seu critério orientador é a eficiência: os seus benefícios em termos de custos/financeiros (rentabilidade) e de saúde (aumento do diagnóstico precoce) devem ser garantidos como positivos. Para que um programa de rastreio seja eficaz e eficiente, são necessárias coberturas superiores a 70%. As amostras vaginais ou de urina auto-obtidas para a deteção do HPV estão a ser utilizadas como primeira escolha para alcançar as mulheres que não responderam ao apelo do programa de rastreio. Assim, a sua cobertura é alargada .[23]

Deve também ser garantido um financiamento sustentado: a eficácia (redução da mortalidade) e a eficiência do programa de rastreio só podem ser medidas a médio e longo prazo.

São possíveis dois tipos de rastreio: o rastreio de base populacional e o rastreio oportunista.

Rastreio baseado na população

Tem uma estrutura própria baseada nos cuidados de saúde primários. Utiliza o

"

recenseamento para atingir ativamente a população-alvo e dispõe de um sistema de rechamada para os não frequentadores. Oferece apenas uma técnica de rastreio validada e dispõe de um sistema de encaminhamento para os Cuidados Especializados para avaliação, controlo e eventual tratamento dos casos detectados. Este nível de assistência especializada faz parte da estrutura organizacional do programa de rastreio, é independente da estrutura de cuidados de saúde mais alargada e deve assegurar o encerramento dos casos detectados num prazo de 60 dias.

No caso da despistagem do cancro do colo do útero, o teste de despistagem (teste do papilomavírus humano (HPV), citologia) deve ser efectuado por pessoal de saúde com formação específica. A qualidade da amostra influencia fortemente o desempenho clínico do teste, especialmente no caso da citologia.

<u>Rastreio oportunista</u>

Este não possui estrutura própria, pois utiliza as marcações feitas pelos indivíduos junto ao Sistema de Saúde para a coleta de amostras. Esse sistema penaliza a equidade e cria confusão metodológica ao misturar assistência com triagem.

O rastreio oportunista não é eficiente (repetição de testes, tendência para o sobrecontrolo), é pouco eficaz (atingir 70% de cobertura é muito problemático) e é injusto (exclui as pessoas que não marcam consultas).

É amplamente aceite que os programas de rastreio de base populacional são mais eficazes e mais eficientes do que os programas oportunistas, que devem ser abandonados. O rastreio de base populacional corrige a iniquidade e evita a monitorização contínua de populações que são excessivamente rastreadas por programas oportunistas, bem como evita o sobrediagnóstico/tratamento de resultados de testes de rastreio que foram aplicados de forma não regulamentada, sem controlos de qualidade internos ou externos (como acontece nos programas de rastreio de base populacional).

<u>Atividade de cuidados de saúde</u>

Deve centrar-se em proporcionar à pessoa que solicitou um controlo preventivo da saúde ginecológica uma garantia de diagnóstico. O pessoal especializado deve prestar o nível de assistência exigido pelas boas práticas, que não pode ser oferecido, por razões de eficiência, pelos programas de rastreio. O critério básico neste caso é a eficácia.

A assistência oferecida é inerente a cada serviço, tem o seu próprio protocolo e não deve ser confundida com a estrutura de um programa de rastreio. A aplicação de critérios de rastreio (Cuidados Primários, apenas técnica de rastreio, eficácia) à atividade de cuidados de saúde (Especialista, check-up, eficácia) está na origem de debates inúteis e de numerosos problemas assistenciais e jurídicos neste domínio da medicina preventiva.

Recomendações actuais para a prevenção secundária do cancro do colo do útero.

O Guia para o Rastreio do Cancro do Colo do Útero em Espanha[4], um documento de consenso das Sociedades Espanholas de Ginecologia e Obstetrícia, Colposcopia e Patologia Cervical, Anatomia Patológica e Citologia, apoiado pela Sociedade Espanhola de Epidemiologia e pelas três Sociedades Espanholas que agrupam médicos de clínica geral, e patrocinado pela Associação Espanhola do Cancro, actualizou as recomendações para os programas de rastreio do seguinte modo

- Estrutura: A estrutura dos programas de rastreio que são atualmente aplicados nas 17 regiões de Espanha é, na sua maioria, oportunista. É obrigatório reorientar a conceção de todos os programas para a estrutura da população.

- Menos de 25 anos de idade: não deve ser efectuado qualquer teste de despistagem.

- Entre os 25 e os 30 anos: esfregaço cervical de 3 em 3 anos.

- Entre 30 e 65 anos de idade:

o Teste HPV de cinco em cinco anos (opção preferencial).

o Co-teste (citologia e teste HPV) de 5 em 5 anos (opção aceitável).

o Esfregaço cervical de 3 em 3 anos (opção aceitável).

- Aos 65 anos, o rastreio será completado em todos os casos em que o programa tenha sido implementado de forma satisfatória e a história da paciente (10 anos) seja negativa, sem história de neoplasia intra-epitelial cervical (NIC).

Estas recomendações baseiam-se nas seguintes evidências:

- Iniciar o rastreio aos 25 anos:

o A incidência do cancro do colo do útero (CCU) em mulheres com menos de 25 anos é muito baixa. Tendo em conta que o objetivo é agir de forma eficiente (custo/benefício), o rastreio das mulheres com menos de 25 anos oferece um benefício muito pequeno (detecta muito poucos casos) e permite o diagnóstico de patologias cervicais irrelevantes do ponto de vista oncológico (presença transitória de HPV, atipias citológicas menores com pouca ou nenhuma capacidade de evoluir para cancro), cuja avaliação representará um pesado encargo para os recursos, ao mesmo tempo que oferece benefícios muito reduzidos em termos de saúde e financeiros .[5 6 7]

- Rastreio entre os 25 e os 30 anos:

o Esfregaço cervical de 3 em 3 anos: O intervalo ideal entre os testes de rastreio é aquele que evita, tanto quanto possível, a ocorrência de cancro durante esse intervalo. No caso do CC, o número de casos evitados terá de ser equilibrado com o custo dos procedimentos utilizados na deteção e prevenção do cancro. Em comparação com o controlo anual ou bienal, o controlo trienal aumenta muito ligeiramente o número de casos não prevenidos, mas reduz em um terço os procedimentos de diagnóstico-terapêuticos utilizados, pelo que se verifica um ganho geral de eficácia.

Por outro lado, não há indicação para a inclusão de testes de HPV: A taxa de positividade do HPV em Espanha para as mulheres com menos de 30 anos é de cerca de 30% - ou uma em cada três -, mas 90% destes positivos devem-se apenas à presença temporária do vírus, e não a infecções reais, pelo que a sua deteção é irrelevante e pode causar grande stress nas mulheres, o que pode levar a um comportamento clínico inadequado .[8]

- Rastreio entre os 30 e os 65 anos:

o Teste HPV de cinco em cinco anos (opção preferencial):

Dispomos de muitas provas que apoiam a utilização da deteção do HPV como teste de rastreio preferencial para este grupo etário. O seu valor preditivo para NIC3 positivo é superior ao da citologia e - o que é muito importante em termos de eficiência, o critério básico para os programas de rastreio - o seu valor preditivo para NIC3 negativo é muito elevado, permitindo com segurança intervalos longos entre testes, com a consequente poupança significativa de custos ,[9 10,11] . Os primeiros dados publicados em Espanha sobre a utilização do teste HPV para o rastreio do cancro do colo do útero confirmaram os seus elevados níveis de desempenho .[12]

Devem ser sempre utilizados testes HPV validados. Quatro técnicas estão atualmente validadas pela Food and Drug Administration (FDA) nos Estados Unidos (Quadro 1) .[13]

Quadro 1: Teste validado para a avaliação do ADN do HPV no rastreio do cancro do colo do útero

Técnica	Empresa	Aprovado pela FDA em
Teste de ADN do HPV Hybrid Capture® 2 (HC2)	Quiagen Inc., Gaithersburg, MD; EUA	2003

Teste Cervista® HPV HR	Hologic, Madison, WI, EUA	2009
Teste Cobas® 4800 HPV	Roche Molecular Systems Inc., Alameda, CA, EUA	2011
Teste APTIMA® HPV	Gen-Probe Inc., San Diego, CA, EUA	2011

Em abril de 2014, a FDA aprovou, especificamente para a sua utilização na deteção do cancro do colo do útero, o teste Cobas® 4800 HPV[14] . A Entidade Nacional de Acreditação espanhola acreditou a Genomica Zeltia[15] , a empresa que patenteou o teste CLART®HPV2 para a deteção do HPV. A sua validação pela FDA está pendente.

- Co-teste (citologia e teste HPV) de 5 em 5 anos (opção aceitável).

- Esfregaço cervical de 3 em 3 anos (opção aceitável).

A utilização de uma destas estratégias é aceitável durante o período de transição que, por vezes, existe até estarem disponíveis as infra-estruturas necessárias para utilizar o teste do HPV como único teste de rastreio, bem como para obter a aceitação das mulheres, que se habituaram a fazer testes citológicos.

Existem provas que confirmam que a utilização simultânea da citologia e do teste HPV não melhora os resultados preventivos obtidos com a utilização isolada do HPV[16,17] , mas, no mínimo, duplica os custos.

Já foi referido anteriormente que a citologia tem uma sensibilidade e um valor preditivo negativo para NIC3 que são significativamente inferiores aos do teste HPV. Historicamente, estes défices têm sido corrigidos pela reiteração anual do teste citológico. Os resultados preventivos em países com programas de rastreio em massa com boa cobertura têm sido louváveis, embora a um custo elevado .[18]

- Aos 65 anos, uma mulher pode abandonar o programa de rastreio se:

o Um programa de rastreio foi implementado de forma satisfatória e o historial do doente (10 anos) é negativo. A probabilidade de desenvolver CC nestas condições tende a zero, mesmo que ocorra uma mudança de parceiro sexual .[19]

o Não tem antecedentes de NIC: O risco de desenvolver CC numa mulher com antecedentes de NIC tratada é significativamente mais elevado, com uma taxa de incidência seis vezes superior[20] . Os controlos devem então continuar durante pelo menos 20 anos.

<u>A atividade de cuidados de saúde </u>complementará a eficácia do programa de rastreio se seguir estes parâmetros:

- Nas mulheres com menos de 25 anos de idade, a prioridade terá de ser a vacinação contra o HPV. Atualmente, estão disponíveis duas vacinas altamente eficazes, eficientes e seguras, que protegem não só contra o CC, mas também contra os cancros da vulva, da vagina e do ânus[21,22]. No entanto, conseguir um elevado nível de cobertura na atividade prescritiva de cuidados de saúde é um desafio: em Espanha, não ultrapassa os 15% nas mulheres com mais de 25 anos.[23]

A realização de um exame citológico com uma frequência trienal a partir do início da atividade sexual pode ser uma boa forma de habituar as mulheres a participar em programas de rastreio subsequentes, embora se deva ter em conta que a abordagem clínica para o diagnóstico e tratamento das lesões detectadas neste grupo populacional deve centrar-se na sua monitorização e controlo, dada a sua elevada probabilidade de regressão[5]. O tratamento será reservado a casos selecionados.

Nesta faixa etária, as actividades preventivas serão concebidas para abranger alguns dos principais aspectos da saúde ginecológica:

o   Educação sexual e acesso à contraceção: A idade de início da atividade sexual diminuiu drasticamente em Espanha nos últimos 30 anos. Atualmente, a idade é de 16 a 17 anos[6]. A falta de educação sexual e de planeamento familiar acarreta um elevado risco de gravidez não desejada.

o   Educação para a prevenção de outras infecções sexualmente transmissíveis.

- Nas mulheres com mais de 65 anos que preenchem os critérios acima descritos (boa história de rastreio, ausência de antecedentes de NIC), não parece ser necessário efetuar qualquer controlo preventivo. Neste grupo, a prevenção e o controlo, o diagnóstico e o tratamento das patologias associadas à idade (atrofia, osteoporose, incontinência urinária...) devem constituir o principal objetivo dos cuidados.

Se a história de rastreio for insatisfatória ou se houver história de NIC, o mais adequado seria continuar com os controlos baseados no teste HPV. É de notar que, nesta idade, por razões anatómicas (atrofia, junção endocervical escamo-colunar), o teste citológico tem frequentemente um valor limitado.

É de salientar que a cultura de prevenção entre as mulheres - provavelmente superior à dos homens - promovida pelos ginecologistas durante anos (check-ups anuais) deve ser redistribuída e redefinida. Deve ser adaptada às novas evidências e tornar-se mais eficaz e eficiente. Devemos aproveitá-la para melhorar a saúde ginecológica global das mulheres, ignorando as rotinas historicamente pré-estabelecidas. Devemos adaptá-la à idade e ao perfil de cada doente e preocuparmo-nos com os múltiplos aspectos preventivos da saúde ginecológica: rastreio genético, contraceção, educação sexual, prevenção de infecções sexualmente transmissíveis, patologia mamária, controlo da menopausa e medicação quando necessária, entre outros. Devemos evitar pressas que podem ser indesejáveis, mas manter o objetivo em mente - a saúde da mulher - e avançar para ele através de um processo educativo e de uma comunicação fluida entre o médico e a doente.

Referências

1. Cortés J. Estrategias de cribado del cáncer de cuello uterino. Prog Obstet Gynecol 2005; Supl.1 48: 228-30.

2. Porras C, Hildesheim A, González P, Schiffman M, Rodriguez AC, Wacholder S et al. : Desempenho de amostras auto-colectadas no rastreio do futuro pré-canceroso do colo do útero utilizando o teste de ADN do papilomavírus humano. J Natl Cancer Inst 2014.; 107 (1): 400.

3. Ducancelle A, J Reiser, Pivert A, Le Guillou Guillemette H, Le Duc-Banaszuk AS, Lunel-Fabiani F.: Teste de DNA do HPV urinário em casa em mulheres que não frequentam clínicas de rastreio do cancro do colo do útero. J Infect May 2015 8.pii: S0163-4453 (15) 00152- 8.doi: 10.1016 / jjinf.2015.05.001. [Epub ahead of print].

4. Torne A, del Pino M, Cusidó M, F Alameda, Andía D, Castellsagué X et al. Guía de cribado del cáncer de cuello de útero en España, 2014. Prog Obstet Gynecol 2014; 57, Supl.1: 1-13.

5. Sasieni P, Castanon A, Cuzick J. Effectiveness of cervical screening with age: population based case-control study of prospectively recorded data. BMJ 2009; 339: b2968.

6. Castellsagué X, Iftner T, E Roura, Vidart JA, Kjaer SK, Bosch FX, et al. Prevalência e distribuição genotípica da infeção pelo papilomavírus humano do colo do útero em Espanha: o estudo CLEOPATRE. J Med Virol 2012; 84: 947-56.

7. Moscicki AB, Cox JT. Melhoria da prática no rastreio e gestão do colo do útero (PICSM): simpósio sobre a gestão das anomalias do colo do útero em adolescentes e mulheres jovens. Low genit Tract Dis J 2010; 14: 73-80.

8. NK Stout, Goldhaber-Fiebert JD, JD Ortendahl, Goldie SJ. Trade-offs in cervical cancer prevention: balancing benefits and risks. Arch Intern Med. 2008; 168: 1881-9.

9. Arbyn M, Ronco G, Anttila A, Meijer CJ, Poljak M, Ogilvie G, et al. Evidence regarding human papillomavirus testing in secondary prevention of cervical cancer. Vaccine. 2012; 30 Suppl 5: F88-99.

10.Ronco G, J Dillner, Elfstrom KM, Tunesi S, Snijders PJ, Arbyn M et al. Eficácia do rastreio baseado no HPV para a prevenção do cancro invasivo do colo do útero: seguimento de quatro ensaios europeus aleatórios controlados. Lancet 2014; 383: 524-32.

11.Elfstrom KM, Smelov V, Johansson ALV, Eklund C, Nauclér P-Arnheim Dahlstrom L et al. Duração a longo prazo do efeito protetor para mulheres HPV negativas: seguimento do ensaio clínico aleatório de rastreio primário do HPV. BMJ 2014; 348: G130.

12.Sanjosé S, R Ibanez, Rodriguez-Sales V, Peris M, Roura E, Diaz M et al .:El cribado del cáncer de cuello de útero en el Sistema Público de Salud de Cataluña. Evaluación y seguimiento durante el período 2006-2012. Prog Obstet Gynecol 2015; 58: 209-220.

13.Disponível em: http://fda.gov/search?q=hpv+dna+test&client=FDAgov&site=FDAgov&lr=&proxyst ylesheet=FDAgov&requiredfields=- archive%3AYes&output=xml_no_dtd&getfields=* Acedido em 21.03.15.

14.Disponível em: http://www.fda.gov/NewsEvents/Newsroom/ComunicadosdePrensa/ucm394809.htm Acesso em 21.03.15.

15.Disponível em: https://www.enac.es/acreditadosAccessed 15.05.15.

16.Dillner J, Rebolj M, P Birembaut, Petry KU, Szarewski A, Munk C et al. Long term predictive values of cytology and human papillomavirus testing in cervical cancer screening: joint European cohort study. BMJ 2008; 337: a1754.

17.Katki HA, Schiffman M, Castle PE, Fetterman B, Poitras NE, Lorey T et al. Riscos de cinco anos de cancro do colo do útero e NIC 3+ entre mulheres com teste de Papanicolau negativo mas HPV positivo. Low Genit Tract Dis J 2013; 17 (5 Suppl 1): S56-63.

18.Quinn M, Babb P, Jones J, Allen E. Effect of screening on incidence of and mortality from cancer of cervix in England: evaluation based on routinely collected statistics. BMJ 1999; 318: 904-8.

19.Saslow D, Solomon D, HW Lawson, Killackey M, Kulasingam SL, Cain J, et al. American Cancer Society, American Society for Colposcopy and Cervical Pathology, and American Society for Clinical Pathology screening guidelines for the prevention and early detection of cervical cancer. Am J ClinPathol 2012; 137: 516-42.

20.Rebolj M, Helmerhorst T, Habbema D, Looman C, Boer R, van Rosmalen J, et al. Risco de cancro do colo do útero após a conclusão do seguimento pós-tratamento da neoplasia intra-epitelial cervical: estudo de coorte de base populacional. BMJ 2012; 345: e6855.

21.Gardasil® Dados técnicos da Agência Europeia de Medicamentos. Disponível em: https://www.medicines.org.uk/emc/medicine/19016 Acesso em 22.03.15.

22.Cervarix® Dados técnicos da Agência Europeia de Medicamentos. Disponível em: https://www.medicines.org.uk/emc/medicine/20204 Acedido em 22.03.15.

23.Cortes J, Apresentação no XXXII Curso de Colposcopia e Patologia Cervical. Som Dex Ginecologia. 3-4 de outubro, 2014. Barcelona.

Capítulo 5: Vacinação contra o HPV em mulheres com mais de 50 anos

Rafael Sánchez-Borrego Médico, Doutoramento
Clínica DIATROS, Barcelona, Espanha
Nicolás Mendoza Ladrón de Guevara, MD, PhD.
Departamento de Obstetrícia e Ginecologia, Universidade de Granada, Granada, Espanha.

Existe um padrão etário em forma de "U" de quaisquer tipos de papilomavírus humano (HPV) entre mulheres não vacinadas (1), com um pico que ocorre em mulheres na segunda década e outro na menopausa (2). A reativação do HPV ou as alterações do comportamento sexual podem explicar o segundo pico na menopausa. O cancro do colo do útero, que é essencialmente causado pela infeção com tipos de HPV oncogénicos, também atinge o seu pico por volta da quinta ou sexta década de vida. Este padrão em forma de "U" baseado na idade também foi registado em alguns países, mas não em todos (3).

As razões para o segundo pico entre as mulheres mais velhas não são claras e podem dever-se a um efeito de coorte, a novas parcerias sexuais e à reativação da infeção latente pelo papilomavírus humano (HPV).

Segundo pico de prevalência do HPV - Infecções antigas ou novas relações?

A grande maioria das infecções por HPV neste grupo etário ocorre em mulheres que tiveram uma clara mudança social nos últimos 1-5 anos. Novas relações através de divórcio, namoro e, frequentemente, novo casamento, são consistentes com um aumento das doenças sexualmente transmissíveis (por exemplo, um aumento de 3,6 vezes na gonorreia). Existe um modelo semelhante baseado na idade para as verrugas genitais, sugerindo que os factores comportamentais podem explicar as alterações na incidência do HPV (4).

No entanto, não se pode excluir completamente uma reativação do HPV latente ou de uma infeção persistente de longa data pelo HPV, é agora que ela aparece. A reativação da infeção é semelhante à do vírus varicela zoster, que causa a varicela. O vírus pode permanecer adormecido no corpo de pessoas que foram infectadas quando eram crianças, e depois aparecer mais tarde com virulência.

Embora não se saiba ao certo por que razão a infeção ocorre, suspeita-se que possa dever-se a alterações do sistema imunitário relacionadas com a idade (5), um fenómeno conhecido como imunosenescência. Este segundo pico de infecções por HPV não deve ser constituído por novas infecções por HPV, mas sim por infecções adquiridas em

"

anos anteriores que reaparecem com o envelhecimento e a diminuição da imunidade (6).

Também não conseguimos determinar por que razão a reativação do HPV pode aumentar entre as mulheres com idade superior a 50 anos, embora estudos anteriores tenham demonstrado níveis mais baixos de biomarcadores de resposta imunitária celular entre mulheres HPV-positivas com mais de 45 anos (7). Além disso, vários estudos caracterizaram alterações sistémicas gerais na resposta imunitária à vacina e à infeção (8), efeitos que podem ser ainda mais exacerbados nas mulheres devido às alterações hormonais da menopausa (9). A observação de que o aumento relativo da prevalência do HPV entre as mulheres com maior probabilidade de infeção passada começou na idade em que os níveis séricos das hormonas sexuais começam a diminuir justifica uma maior investigação sobre o possível papel das hormonas esteróides sexuais no controlo imunológico da infeção pelo HPV. Isso poderia acontecer com essas mulheres por volta da menopausa.

Menopausa e HPV

A menopausa pode ser um fator de risco para a reativação de infecções anteriores, ou o HPV pode levar a anomalias citológicas de baixo grau associadas à deficiência de estrogénio, em vez de verdadeiras alterações pré-neoplásicas. Nas mulheres sem HPV, estas alterações são designadas por *falsos positivos*.

Está bem estabelecido que a função do sistema imunitário inato diminui com a idade (10); e vários estudos demonstraram a senescência imunitária da defesa da mucosa do trato genital inferior (11). A perda de estrogénio após a menopausa resulta não só no adelgaçamento do epitélio vaginal, mas também no declínio das concentrações antimicrobianas nas secreções vaginais e dos componentes protectores do microbioma vaginal, incluindo *os lactobacilos* (12). Com a menopausa, verifica-se uma diminuição da produção de muco cervical (13) e uma diminuição significativa da viscosidade do fluido vaginal (14). Sugeriu-se que os factores presentes no transudado vaginal que contribuem para a imunidade inata da mucosa vaginal contra os vírus são modulados pelas hormonas reprodutivas e têm maior atividade num ambiente estrogénico. Estes dados também apoiam uma possível maior vulnerabilidade das mulheres pós-menopáusicas (15). Do mesmo modo, a atividade antimicrobiana das secreções do trato genital das mulheres é mais elevada na presença de estrogénio (16). As hormonas reprodutivas exógenas têm impacto nas concentrações de factores imunitários no fluido vaginal, segregado pelas células epiteliais que revestem o trato genital superior e inferior. Tal como os contraceptivos orais, as hormonas da TRH podem aumentar a expressão viral e o risco subsequente de cancro genital. Além disso, as hormonas dos esteróides sexuais podem desempenhar um papel na capacidade do sistema imunitário das mulheres envelhecidas de controlar as infecções por HPV (17).

Os ensaios aleatórios de terapêutica hormonal de substituição (TRH) foram claramente insuficientes para estimar a diferença na HSIL e no cancro cervical em função do uso de hormonas, devido à extrema raridade destas condições nas mulheres de meia-idade e idosas bem rastreadas incluídas (18). No que diz respeito ao excesso de anomalias citológicas ligeiras nas utilizadoras, foi referido que a TRH diminui o número de resultados citológicos falsos negativos devido a uma melhor maturação celular e a uma menor secagem de artefactos em comparação com mulheres não tratadas da mesma idade (18).

As vacinas preventivas contra o papilomavírus humano (HPV) L1 são seguras e eficazes para prevenir a infeção e as lesões dos tipos de HPV específicos da vacina em mulheres dos 15 aos 26 anos, mas também em grupos etários mais velhos. No entanto, os dados de ensaios clínicos com vacinas contra o HPV L1 em mulheres mais velhas são ainda escassos quando comparados com a quantidade de provas de ensaios em mulheres com menos de 26 anos.

Eficácia em mulheres idosas. Evidências científicas

Uma das questões controversas em relação à vacinação contra o HPV refere-se à sua recomendação em circunstâncias diferentes daquelas incluídas nos programas de imunização de rotina. Por ser uma vacinação financiada, ela é decidida por critérios de eficiência, o que não significa que em outras situações, como as discutidas neste capítulo, devam ser levadas em conta com essa abordagem.

Alguns dados indicam que a seroconversão após uma infeção natural protege apenas parcialmente contra a reinfeção. Dadas as grandes proporções de homens e mulheres adultos que mudam de parceiro sexual, os efeitos protectores das vacinas contra o HPV L1 podem oferecer um benefício adicional contra as doenças genitais relacionadas com o HPV num período de tempo muito mais curto do que após a vacinação de adolescentes pré-púberes (19).

De facto, se a infeção pelo HPV afecta as mulheres e os homens ao longo da vida, porque não vacinar sem cumprir eficazmente estes requisitos. Sabemos também que a vacinação vai além da prevenção do cancro do colo do útero e que o seu efeito se estende a outros eventos clínicos também presentes nas mulheres mais velhas. Embora o risco de infeção por HPV diminua com a idade, permanece significativamente elevado ao longo da vida nas mulheres sexualmente activas. Além disso, nos últimos anos têm-se assistido a mudanças sociais que favorecem o aumento de novos parceiros sexuais com a idade. Além disso, as mulheres adultas têm uma menor capacidade de resposta imunitária ao HPV, o que resulta numa maior probabilidade de infecções persistentes, especialmente dos tipos oncogénicos, e, por conseguinte, num potencial aumento do risco de desenvolver cancro ou lesões pré-malignas ao longo do tempo (20,21).

Embora a Saúde Pública não recomende a vacinação de rotina para mulheres com idades compreendidas entre os 25 e os 100 anos, por razões de eficácia, não podemos guiar-nos por este critério em situações particulares. Nas mulheres com mais de 25 anos, a nossa recomendação deve ser guiada apenas por razões de eficácia e, analisando os trabalhos que envolvem mulheres na fase peri ou pós-menopausa, podemos afirmar que a vacina é tão eficaz nelas como nas mulheres mais jovens.

Por exemplo, medindo a imunogenicidade das vacinas, com dados até 7 anos de acompanhamento, a percentagem de seroconversão em mulheres até 55 anos pode ser considerada semelhante à observada em mulheres com menos de 25 anos. Acrescenta ainda que, mesmo nestas, o título de anticorpos contra o vírus oncogénico excede significativamente o obtido após a infeção natural (22,23) e os dados de proteção cruzada são semelhantes aos observados em mulheres jovens (24,25). Por conseguinte, a imunogenicidade da vacina é independente da idade ou do estado da menopausa.

Foram realizados estudos em mulheres adultas de meia idade sexualmente activas que compararam a vacinação contra o HPV com placebo para as vacinas bivalente (VIVIANE) (25) e quadrivalente (FUTURE III) (26). Ambas as vacinas mostraram fortes tendências para a redução da infeção persistente pelo HPV e da doença cervical. O ensaio quadrivalente também demonstrou uma redução das lesões externas, como as verrugas genitais externas, em mulheres com mais de 26 anos de idade (27). Estes resultados levaram o Canadá, o México, a Austrália e muitos outros países do Reino Unido e grande parte da Europa e da Escandinávia a licenciar também vacinas contra o HPV para utilização em mulheres adultas com mais de 26 anos de idade.

Para além da imunogenicidade, as mulheres idosas apresentam também uma elevada eficácia dos dados, entendida como a sua administração reduziu a persistência viral, as verrugas genitais, as lesões vulvo-vaginais, as NIC de qualquer grau, os AIS e os cancros do colo do útero relacionados com o HPV; tal como nas outras idades, não foram registados eventos adversos.

• O estudo VIVIANE é um ensaio de fase 3, multinacional, em dupla ocultação, aleatorizado e controlado, que envolveu 5752 mulheres saudáveis com idades compreendidas entre os 26 e os 55 anos, que receberam a vacina contra o HPV 16/18 ou controlo. De um modo geral, a vacina foi bem tolerada e foi atingida uma seropositividade de 100% um mês após a terceira dose em todos os grupos etários. Registou-se uma elevada correlação entre os níveis de anticorpos contra o HPV-16 e o HPV-18 nas secreções cervicovaginais e no soro, independentemente da idade. A vacina HPV-16/18 com adjuvante AS04 induz uma resposta imunitária robusta e persistente em mulheres com mais de 26 anos de idade e gera anticorpos que transudam através do epitélio do colo do útero. A vacina contra o HPV-16/18 com adjuvante AS04 induz respostas imunitárias elevadas e sustentadas em mulheres com idades compreendidas entre os 15 e os 55 anos, permanecendo os níveis de anticorpos várias vezes superiores aos níveis de infeção natural durante, pelo menos, 4 anos após a primeira dose da vacina (28). Recentemente, foram publicados dados sobre a eficácia da vacina contra a infeção persistente de 6 meses relacionada com o HPV 16/18, NIC1+ ou células escamosas atípicas de significado indeterminado, que foi significativa em todos os grupos etários combinados, sem casos observados em mulheres com 46 anos ou mais. Assim, em mulheres com mais de 45 anos, a vacina contra o HPV 16/18 é eficaz contra infecções e anomalias cervicais associadas aos tipos de vacina, bem como infecções com os tipos de HPV não vacinais 31 e 45 (29).

• Num estudo multicêntrico, paralelo, aleatório, controlado por placebo e em dupla ocultação com 3819 mulheres de 24 a 45 anos de idade, sem história de doença cervical ou verrugas genitais, que receberam a vacina quadrivalente ou placebo no dia 1 e nos meses 2 e 6, a vacina qHPV demonstrou uma elevada eficácia, imunogenicidade e segurança aceitável em mulheres com idades compreendidas entre os 24 e os 45 anos, independentemente da exposição anterior ao tipo de vacina contra o HPV (30).

A outra questão que colocamos é quem deve ser vacinado. Neste sentido, nas mulheres com menos de 25 anos e que foram vacinadas antes de se tornarem sexualmente activas, prevê-se que a incidência de cancro do colo do útero seja de aproximadamente 3,5 por milhão até 2020. A vacina contra o HPV pode ter um maior impacto nos cancros do colo do útero em mulheres com menos de 45 anos do que em mulheres com 45 anos ou mais. Estes dados informarão o impacto específico da vacinação contra o HPV em função da idade e a sua integração nas actividades de rastreio do cancro do colo do útero (31). No entanto, dispomos de um grande conjunto de provas sobre os benefícios das vacinas nas mulheres mais velhas, pelo que estas devem ter a oportunidade de escolher a sua vacinação individualmente.

Atualmente, não é possível identificar objetivamente o grupo de mulheres idosas sexualmente activas que mais pode beneficiar da vacina contra o HPV. A vacina não seria indicada em mulheres monogâmicas com um único parceiro sexual (também monogâmico) e com esfregaços anteriores negativos. Embora devam ser informadas de que uma mudança de hábitos sexuais (dela ou do parceiro) pode modificar o risco e, por conseguinte, a recomendação da vacina.

Além disso, a redução da recorrência de doenças subsequentes após a vacinação demonstrou que os homens e as mulheres com doenças relacionadas com o HPV, passadas ou actuais, não devem ser excluídos da vacinação e podem ainda beneficiar (32).

É interessante que a vacinação contra o HPV não só reduz a doença causada por tipos aos quais ainda não se esteve exposto, como também demonstrou reduzir o risco de futuras infecções e doenças causadas por estirpes às quais se mostra evidência de exposição passada através de anticorpos HPV específicos do tipo (33).

Em conclusão, embora as raparigas adolescentes sejam a principal população para as vacinas profiláticas contra o papilomavírus humano (HPV), as mulheres adultas que continuam em risco de cancro do colo do útero também podem ser vacinadas.

Rastreio em mulheres idosas

A implementação do teste de ADN do HPV no rastreio cervical leva à deteção precoce de NIC de grau 2 ou pior clinicamente relevantes, o que, quando adequadamente tratado, melhora a proteção contra NIC de grau 3 ou pior e cancro cervical (34). Estes resultados apoiam a implementação do teste de ADN do HPV no rastreio cervical programado a partir dos 30 anos de idade.

- O *ensaio POBASCAM* mostra que os intervalos de rastreio de 5 anos são seguros e que o tratamento conservador das mulheres HPV-positivas pode controlar o excesso de NIC de grau 2 ou 3, prevenindo simultaneamente o cancro do colo do útero. No entanto, não é claro qual seria o desempenho do protocolo POBASCAM noutras populações com diferentes taxas de cancro de base, adesão e infra-estruturas de gestão (35).

A história natural das infecções pelo papilomavírus humano (HPV) em mulheres idosas é fundamental para as estratégias preventivas, incluindo a vacinação e os intervalos de rastreio, mas é pouco conhecida.

- Num estudo de coorte de base populacional de 7 anos realizado em Guanacaste, Costa Rica, a taxa de novas infecções diminui com a idade e as novas infecções não progridem normalmente para NIC 2 ou doenças mais graves em mulheres mais velhas; assim, o benefício potencial global da vacinação profiláctica ou do rastreio frequente do HPV para prevenir ou detetar novas infecções carcinogénicas pelo HPV em idades mais avançadas é baixo (36).

Confirmaram que a frequência de novas infecções, que são as únicas que as vacinas actuais podem prevenir, diminui com a idade. Por conseguinte, o rastreio detectará inicialmente infecções antigas e novas, mas as rondas sequenciais detectarão cada vez mais as novas infecções. A formulação de uma política de prevenção do cancro do colo do útero em mulheres adultas deve ter em consideração a história natural específica do HPV e da neoplasia do colo do útero nessas idades (36).

No que diz respeito ao papel do rastreio cervical nas mulheres mais velhas, o rastreio citológico cervical é benéfico para as mulheres pós-menopáusicas em termos de prevenção da ocorrência e morte por cancro cervical. Um teste citológico negativo parece ter 5 anos de proteção neste grupo etário. A idade do último rastreio num programa de rastreio organizado pode variar em função dos objectivos e desejos de cada mulher (37).

No entanto, consideramos que outras questões associadas à eficácia e eficiência dos nossos cuidados devem ser consideradas em primeiro lugar (38). Os termos eficácia e eficiência têm sido ocasionalmente confundidos. Por isso, ao planear um programa de rastreio, uma estratégia de saúde pública, como um programa de base populacional, tem um desenho diferente dos protocolos que são utilizados para as mulheres que solicitam diretamente este tipo de cuidados.

Em Espanha, a prevenção do cancro do colo do útero (CCU) não está estruturada de acordo com dados populacionais ou critérios de saúde pública. Em vez disso, a prevenção do CCU é oportunista e oferece maus resultados (39). Por conseguinte, a *Sociedade Espanhola de Ginecologia e Obstetrícia* (SEGO) publicou documentos que estabelecem diferentes políticas, consoante a estratégia seja a prevenção individual ou os cuidados de saúde pública. Em 2014, o principal objetivo da política de rastreio do CCU nas mulheres era a prevenção. Em termos de saúde pública, a doente é *convidada* pelo sistema de saúde e o método é desenhado de acordo com critérios *de eficiência* (i.e., critérios com melhor relação custo/benefício). No entanto, é comum confundir-se o âmbito do rastreio e os critérios de rastreio aplicados aos objectivos de saúde pública são aplicados às mulheres que voluntariamente solicitam a prevenção do CCU (40).

No nosso país, a *Sociedade Espanhola de Menopausa* foi a primeira organização a publicar um guia com novos critérios de rastreio para mulheres idosas (41). Além disso, dados recentes demonstraram alterações sociais na prática sexual que estão associadas a um maior risco de CC: aumento do número de parceiros, doenças sexualmente transmissíveis e interrupções voluntárias da gravidez (42).

As organizações que emitem as diretrizes em Espanha recomendam o rastreio de mulheres com mais de 40 anos a cada três ou cinco anos, dependendo do método (Quadro 1) (40,41). A idade para interromper o rastreio em mulheres mais velhas depende do facto de terem ou não recebido um rastreio prévio adequado.

No nosso novo guia, alargámos as recomendações para as mulheres até aos 64 anos, que é o grupo etário que apresenta o maior benefício preventivo. O guia foi redigido em termos de eficácia e eficiência. Para as mulheres com mais de 64 anos, não existe evidência que apoie a continuação do rastreio, uma vez que a probabilidade de desenvolver CCU após os 64 anos é aproximadamente nula, mesmo no caso de novos parceiros sexuais. Estima-se que são necessárias mil mulheres com mais de 64 anos para diagnosticar um a dois novos doentes com CCP, evitar 0,5 mortes ou aumentar a esperança de vida dos sobreviventes de CCP em um ano. Pelo contrário, um rastreio adequado antes dos 64 anos de idade é eficaz. Do ponto de vista da eficácia da saúde pública, os benefícios de continuar o rastreio para além dos 64 anos são mínimos, mas o rastreio das mulheres mais velhas é razoável quando estas frequentam uma clínica de prevenção do CCU. Nesse caso, a eficácia é mais importante do que a relação custo/benefício (40).

Quadro 1. Rastreio do cancro do colo do útero recomendado segundo as diretrizes espanholas actualizadas

População	AEEM/AEPCC/SEGO
40-65 anos	Rastreio com uma combinação de citologia e teste HPV de 5 em 5 anos (preferencial) ou apenas citologia de 3 em 3 anos
> 65 anos	Não rastrear as mulheres que tenham provas de rastreio prévio adequado e que não tenham antecedentes de NIC 2+ nos últimos 20 anos. Não retomar o rastreio por qualquer razão, mesmo que a mulher diga que tem um novo parceiro sexual.
Após histerectomia	Não rastrear o cancro vaginal em mulheres que tenham sido submetidas a remoção do colo do útero e que não tenham antecedentes de NIC 2+. Não é necessária prova de rastreio prévio negativo adequado.

	Não retomar o rastreio por qualquer razão, mesmo que a mulher diga que tem um novo parceiro sexual.
Vacinação contra o HPV	Continuar o rastreio, de acordo com a idade e a história clínica

AEEM = Asociación Española para el Estudio de la Menopausia; AEPCC = Asociación Española de Patología Cervical y Colposcopia; SEGO = Sociedad Española de Ginecología y Obstetricia.

Vacina não valente em mulheres idosas

As actuais vacinas contra o HPV previnem cerca de 70% dos cancros do colo do útero, protegendo contra o HPV-16 e o HPV-18. A investigação da vacina *9-valente* (9vHPV) de partículas semelhantes a vírus contendo os 4 tipos de HPV presentes na vacina quadrivalente contra o HPV (QHPV) (tipos 6, 11, 16 e 18), mais 5 tipos oncogénicos adicionais (31, 33, 45, 52 e 58) (43). A maior parte da cobertura proporcionada por esta nova vacina permite uma prevenção mais geral do cancro do colo do útero até cerca de 90% (44).

- Um estudo internacional relatou a eficácia da vacina *9-valente* em aproximadamente 14.000 mulheres com idades entre 16-26 anos que foram randomizadas para receber a vacina quadrivalente ou 9-valente (Joura et al 2015)(43). Entre as populações de HPV-naïve, a eficácia da vacina *9-valente* para a prevenção de NIC2 ou pior, NIV2 ou 3 e NIVA 2 ou 3 associadas aos tipos de HPV 31, 33, 45, 52 e 58 foi de 97%.

Na população geral dos participantes no estudo (com e sem infeção por HPV), as taxas de doença cervical, vaginal e vulvar de alto grau foram as mesmas entre as mulheres que receberam a vacina *9-valente* e as que receberam a vacina quadrivalente (14 casos/1000 pessoas-ano em ambos os grupos). Os autores sublinharam mais uma vez que ambas as vacinas são "profilácticas e não se espera que previnam doenças em pessoas que já estão infectadas com HPV". (43).

Uma elevada percentagem de mulheres com mais de 50 anos gostaria de receber a vacina contra o HPV se esta lhes fosse oferecida pelo seu prestador de cuidados de saúde, mesmo que tivessem de a pagar do seu bolso. Este facto sugere que, se os prestadores de cuidados de saúde oferecessem regularmente a vacina contra o HPV às suas pacientes mais velhas, muitas mulheres optariam por ser vacinadas (45).

Conclusões

A deteção do HPV em mulheres com mais de 50 anos nem sempre indica uma nova infeção, mas sim que a deteção do HPV pode ser o resultado de uma infeção adquirida há muitos anos. É muito possível que o HPV não "desapareça" como pensávamos, mas que possa regressar com o tempo, e parece que as alterações hormonais nas mulheres na menopausa podem desempenhar um papel nesse sentido.

Dadas as limitações no rastreio e no desempenho dos testes de diagnóstico para as mulheres na menopausa (46-48), uma vez que as células com maior risco de transformação - as da junção escamocolunar - recuaram para o canal endocervical na menopausa, pode prever-se que um aumento da reativação do HPV em idades mais avançadas resulte num aumento da proporção de cancro cervical invasivo entre as mulheres bem rastreadas, em vez de um aumento de NIC2/3 (49).

A vacina contra o HPV parece ser segura e eficaz na prevenção de infecções subsequentes em mulheres mais velhas, mas o lucro total é menor do que nas raparigas mais jovens (50). Esta redução da eficácia reflecte o facto de a grande maioria das mulheres ser sexualmente ativa e de muitas terem sido previamente infectadas com os tipos de HPV presentes na vacina.

As mulheres não devem ser excluídas com base na idade ou em provas de infeção ou doença passada ou atual. Além disso, o aconselhamento de mulheres idosas relativamente à vacinação contra o HPV deve incluir sempre o aconselhamento dos seus parceiros, sejam eles homens ou mulheres.

Referências

1. Brotherton JM, Condon J, McIntyre PE, Tabrizi SN, Malloy M, Garland SM. Human papillomavirus prevalence to age 60 years among Australian women prevaccination (Prevalência do papilomavírus humano até aos 60 anos entre as mulheres australianas antes da vacinação). *Saúde Sexual.* 2015; 12: 353-9.

2. Franceschi S, Herrero R, Clifford GM, et al. Variations in the age-specific curves of human papillomavirus prevalence in women worldwide. *Int J Cancer.* 2006; 119:2677-84.

3. de Sanjosé S, Díaz M, Castellsagué X, Clifford G, Bruni L, Muñoz N, Bosch FX. Prevalência mundial e distribuição genotípica do DNA do papilomavírus humano cervical em mulheres com citologia normal: uma meta-análise. *Lancet Infect Dis.* 2007; 7: 453-9.

4. Chow EPF, Fairley CK. A second peak in genital warts in later life suggests that behavioural factors explain a second peak in human papillomavirus prevalence in older women. *Sexual Health.* 2015; 12(4) 277-278

5. Brown DR, Weaver B. Human Papillomavirus in Older Women (Papilomavírus

Humano em Mulheres Idosas): Nova Infeção ou Reativação? *J Infect Dis.* 2013 Jan 15; 207(2): 211-212.

6. Herrero R, Castle PE, Schiffman M, et al. Epidemiologic profile of type-specific human papillomavirus infection and cervical neoplasia in Guanacaste, Costa Rica. *J Infect Dis.* 2005; 191:1796-807.

7. González P, Hildesheim A, Rodríguez AC, et al. Comportamento/estilo de vida e factores imunológicos associados à infeção por HPV em mulheres com mais de 45 anos. *Cancer Epidemiology Biomarkers & Prevention* 2010; 19:3044-54.

8. Reber AJ, Chirkova T, Kim JH, et al. Immunosenescence and challenges of vaccination against influenza in the aging population (Imunossenescência e desafios da vacinação contra a gripe na população idosa). *Aging and Disease* 2012; 3:68-90.

9. Sánchez-Borrego R, Manubens M, Navarro MC, Cancelo MJ, Beltrán E, Duran M, Orte T, Baquedano L, et al. Posição da Sociedade Espanhola de Menopausa relativamente aos cuidados de saúde vaginal em mulheres pós-menopáusicas. *Maturitas* 2014; 78(2):146-150.

1 0.Ogra PL. O envelhecimento e o seu possível impacto nas respostas imunitárias das mucosas. *Aging Res Rev.* 2010; 9:101-106.

11. Wira C, Patel M, Ghosh M, Mukura L, Fahey J. Innate immunity in the human female reproductive tract: endocrine regulation of endogenous antimicrobial protection against HIV and other sexually transmitted infections. *Am J Reprod Immunol.* 2011; 65:196-211.

12. Goetz EJ, Huang MC, Don J, et al. Gender specificity of altered human immune cytokine profiles in aging. *FASEB J.* 2010; 24:3580-3589.

1 3.Shaw JL, Petraki C, Watson C, Bocking A, Diamandis EP. Role of tissue kallikrein-related peptidases in cervical mucus remodeling and host defense. *Biol Chem.* 2008; 389:1513-1522.

14. Chappell CA, Rohan LC, Moncla BJ, et al. The effects of reproductive hormones on the physical properties of cervicovaginal fluid (Os efeitos das hormonas reprodutivas nas propriedades físicas do fluido cervicovaginal). *Am J Obstet Gynecol.* 2014; 211:226.e1-226.e7.

15. Chappell CA, Isaacs CE, Xu W, Meyn LA, Uranker K, Dezzutti C, Moncla BJ, Hillier SL. The effect of menopause on the innate antiviral activity of cervicovaginal lavage (O efeito da menopausa na atividade antiviral inata da lavagem cervicovaginal).

Am J Obstet Gynecol. 2015; 213:204.e1-6.

16. Wira CR, Fahey JV, Rodriguez-Garcia M, Shen Z, Patel MV. Regulação da imunidade da mucosa no trato reprodutivo feminino: o papel dos hormônios sexuais na proteção imunológica contra patógenos sexualmente transmissíveis. *Am J Reprod Immunol* 2014; 72:236-258.

1 7.Smith EM, Ritchie JM, Levy BT, Zhang W, Wang D, Haugen TH, Turek LP. Prevalence and persistence of human papillomavirus in postmenopausal age women (Prevalência e persistência do papilomavírus humano em mulheres na pós-menopausa). *Cancer Detect Prev.* 2003; 27(6):472-80.

18. Yasmeen S, Romano PS, Pettinger M, Johnson SR, Hubbell FA, Lane DS, Hendrix SL. Incidência de anomalias citológicas cervicais com o envelhecimento na iniciativa de saúde da mulher: um ensaio aleatório controlado. *Obstet Gynecol.* 2006; 108:410-419.

19. Poppe WA, Simon PH, De Ridder MR. Porquê considerar a vacinação contra o papilomavírus humano em mulheres idosas? *Gynecol Obstet Invest.* 2010; 70(4):237-43.

20. Castellsagué X, Iftner T, Roura E, Vidart JA, Kjaer SK, Bosch FX, et al. Grupo de estudo CLEOPATRE Espanha. Prevalência e distribuição genotípica da infeção pelo papilomavírus humano do colo do útero em Espanha: o estudo CLEOPATRE. *J Med Virol.* 2012; 84(6):947-56.

21. Bruni L, Diaz M, Castellagué X, Ferrer E, Bosch FX, De Sanjosé S. Cervical human papillomavirus prevalence in 5 continents: meta-analysis of 1 million women with normal cytological findings. *J Infect Dis.* 2010; 202:1789-99.

22.Schwarz TF, Spaczynski M, Schneider A, Wysocki J, Galaj A, Perona P, Poncelet S, Zahaf T, Hardt K, Descamps D, Dubin G; Grupo de Estudo do HPV para Mulheres Adultas. Immunogenicity and tolerability of an HPV-16/18 AS04-adjuvanted prophylactic cervical cancer vaccine in women aged 15-55 years. *Vaccine* 2009; 27(4):581-7.

23.Schwarz TF, Spaczynski M, Schneider A, Wysocki J, Galaj A, Schulze K, et al. Persistência da resposta imunitária à vacina contra o cancro do colo do útero com adjuvante HPV-16/18 AS04 em mulheres com idades compreendidas entre os 15 e os 55 anos. *Hum Vaccin.* 2011; 7:958-65.

24. McCormack PL, Joura EA. Quadrivalent human papillomavirus (types 6, 11, 16, 18) recombinant vaccine (Gardasil®): a review of its use in the prevention of

premalignant genital lesions, genital cancer and genital warts in women. *Drugs*. 2010; 70(18):2449-74.

25.Skinner SR, Szarewski A, Romanowski B, et al (Grupo de Estudo VIVIANE). Eficácia, segurança e imunogenicidade da vacina com adjuvante AS04 contra o papilomavírus humano 16/18 em mulheres com mais de 25 anos: Acompanhamento provisório de 4 anos do estudo VIVIANE de fase 3, em dupla ocultação, aleatorizado e controlado. *Lancet* 2014; 384(9961):2213-27.

26. Joura EA, Garland SM, Paavonen J, et al; *Grupo de Estudo FUTURE I e II*. Effect of the human papillomavirus (HPV) quadrivalent vaccine in a subgroup of women with cervical and vulvar disease: retrospective pooled analysis of trial data. *BMJ*. 2012; 344:e1401.

27. Muñoz N, Manalastas R Jr, Pitisuttithum P, et al. Safety, immunogenicity, and efficacy of quadrivalent human papillomavirus (types 6, 11, 16, 18) recombinant vaccine in women aged 24-45 years: a randomised, double-blind trial. *Lancet*. 2009; 373(9679):1949-1957.

2 8.Schwarz TF, Spaczynski M, Schneider A, Wysocki J, Galaj A, Schulze K, Poncelet SM, Catteau G, Thomas F, Descamps D. Persistência da resposta imunitária à vacina contra o cancro do colo do útero com adjuvante HPV- 16/18 AS04 em mulheres com idades compreendidas entre os 15 e os 55 anos. *Hum Vaccin*. 2011; 7(9):958-65.

29. McCormack PL, Joura EA. Vacina recombinante quadrivalente contra o papilomavírus humano (tipos 6, 11, 16, 18) (Gardasil®): uma revisão da sua utilização na prevenção de lesões genitais pré-malignas, cancro genital e verrugas genitais nas mulheres. *Drogas*. 2010; 0(18):2449-74.

30. Castellsagué X, Muñoz N, Pitisuttithum P, Ferris D, Monsonego J, Ault K, Luna J, Myers E, Mallary S, Bautista OM, Bryan J, Vuocolo S, Haupt RM, Saah A. Segurança, imunogenicidade e eficácia no final do estudo da vacina recombinante quadrivalente contra o HPV (tipos 6, 11, 16, 18) em mulheres adultas com 24-45 anos de idade. *Br J Cancer*. 2011; 05(1):28-37.

31. de Sanjosé S, Wheeler CM, Quint WG, Hunt WC, Joste NE, Alemany L, Xavier Bosch F; Grupo de Estudo Retrospetivo Internacional e Tendências Temporais do HPV, Myers ER, Castle PE. Ocorrência específica da idade do cancro do colo do útero relacionado com o HPV16 e o HPV18. *Cancer Epidemiol Biomarkers Prev*. 2013; 22(7):1313-8.

32. Kang WD, Choi HS, Kim SM. A vacinação com a vacina quadrivalente contra o

HPV após o procedimento de excisão electrocirúrgica em alça é eficaz na prevenção da recorrência em pacientes com neoplasia intra-epitelial cervical de alto grau (NIC2-3)? *Gynecol Oncol.* 2013; 130(2):264-268.

33. Olsson SE, Kjaer SK, Sigurdsson K, et al. Evaluation of quadrivalent HPV 6/11/16/18 vaccine efficacy against cervical and anogenital disease in subjects with serological evidence of prior vaccine type HPV infection. *Hum Vaccin.* 2009; 5(10): 696-704.

34. Rijkaart DC, Berkhof J, Rozendaal L, van Kemenade FJ, Bulkmans NW, Heideman DA, et al. Human papillomavirus testing for the detection of high-grade cervical intraepithelial neoplasia and cancer: final results of the POBASCAM randomised controlled trial. *Lancet Oncology.* 2012; 13(1):78-88.

35. Katki HA, Wentzensen N. How might HPV testing be integrated into cervical screening? *Lancet Oncology.* 2012; 13(1):8-10.

36. Rodríguez AC, Schiffman M, Herrero R, Hildesheim A, Bratti C, Sherman ME, Solomon D, Guillén D, Alfaro M, Morales J, Hutchinson M, Cheung L, Wacholder S, Burk RD. Baixo risco de reaparecimento de HPV carcinogénico de tipo específico com neoplasia intra-epitelial cervical subsequente de grau 2/3. *Int J Cancer.* 2012; 131(8):1874-81.

37. Elit L. Papel do rastreio cervical em mulheres idosas. *Maturitas* 2014; 79(4):413-420

38. Cortés J, Sánchez-Borrego R, Mendoza N, Coronado P, Llaneza P. Effectiveness and efficiency of cervical screening in older women. *Maturitas.* 2015 Mar; 80(3):333-4.

39. Pérez-Gómez B, Martínez C, Navarro C, Franch P, Galceran J, Marcos-Gragera R. A diminuição moderada das taxas de incidência de cancro do colo do útero invasivo em Espanha (19802004): sucesso limitado do rastreio oportunista? *Ann Oncol.* 2012; 21 (Suppl 3): 61-8.

40. Torné A, del Pino M, Cusidó M, Alameda F, Andía D, Castellsagué X, et al. Guía de Cribado del Cáncer de Cuello de Útero en España, 2014. *Prog Obstet Ginecol.* 2014; 57(Supl 1):1-53.

41. Mendoza N, Sánchez-Borrego R, Cancelo MJ, Calvo A, Checa MA, Cortés J, Elorriaga MA, Díaz T, González JV, Lete I, Lobo P, Martínez-Astorquiza T, Nieto A, Olalla MA, Pérez-Campos E, Porqueras R, Quereda F, Salamanca A, De La Viuda E. Posição da Sociedade Espanhola de Menopausa sobre o manejo da perimenopausa.

Maturitas 2013; 74(3):283-90.

4 2.Sánchez-Borrego R, Molero F, Castaño R, Castelo-Branco C, Honrado M, Jurado AR, Laforet E, Prieto R, et al. Consenso espanhol sobre saúde sexual em homens e mulheres com mais de 50 anos. *Maturitas* 2014; 78(2):138-145.

4 3.Joura EA, Giuliano AR, Iversen OE, Bouchard C, Mao C, Mehlsen J, Moreira ED Jr, Ngan Y, Petersen LK, Lazcano-Ponce E, Pitisuttithum P, et al.; *Broad Spectrum HPV Vaccine Study.* A 9-valent HPV vaccine against infection and intraepithelial neoplasia in women. *N Engl J Med.* 2015; 372(8):711-23.

4 4.Saraiya M, Unger ER, Thompson TD, Lynch CF, Hernandez BY, Lyu CW, Steinau M, et al; *HPV Typing of Cancers Workgroup.* Avaliação dos tipos de HPV nos EUA em cancros: implicações para as vacinas HPV actuais e 9-valentes. *J Natl Cancer Inst.* 2015 Abr; 107(6):djv086.

45. Dempsey AF, Brewer SE, Pyrzanowski J, Sevick C, O'leary ST. Aceitabilidade das vacinas contra o papilomavírus humano entre mulheres com mais de 26 anos. *Vaccine.* 2015 Mar 24; 33(13):1556-61.

46. Rositch AF, Silver MI, Burke A, Viscidi R, Chang K, Duke CM, Shen W, Gravitt PE. The correlation between human papillomavirus positivity and abnormal cervical cytology result differs by age among perimenopausal women. *J Low Genit Tract Dis.* 2013 Jan; 17(1):38-47.

4 7.Stoler MH, Wright TC Jr., Sharma A, et al. The interplay of age stratification and HPV testing on the predictive value of ASC-US cytology. Resultados do estudo ATHENA HPV. American Journal of Clinical Pathology 2012; 137:295-303.

48. Wright TC Jr., Stoler MH, Behrens CM, Apple R, Derion T, Wright TL. O estudo do papilomavírus humano ATHENA: conceção, métodos e resultados de base. American Journal of Obstetrics and Gynecology 2012;206:46 e1-11.

49. Chan PKS, Chang AR, Yu MY, et al. A distribuição etária da infeção pelo papilomavírus humano e da neoplasia do colo do útero reflecte as limitações das políticas de rastreio do colo do útero. *Jornal Internacional do Cancro* 2010; 126:297-301.

50. Castle PE, Schmeler KM. Vacinação contra o HPV: para mulheres de todas as idades? *Lancet* 2014; 384:2178.

Capítulo 6: Rastreio do cancro da vulva em mulheres idosas

Placido Llaneza Médico, Doutoramento

Professor de Obstetrícia e Ginecologia na Universidade de Oviedo.

Francisco Javier Ferrer Barriendos MD, PhD

Professor de Obstetrícia e Ginecologia na Universidade de Oviedo.

Rastreio do cancro vulvar: é possível?

O cancro escamoso vulvar é um tumor pouco frequente, mais comum em mulheres pós-menopáusicas (idade média 65-70 anos), com baixa incidência nos países desenvolvidos; no entanto, a sua incidência tem aumentado recentemente em mulheres peri-menopáusicas, em paralelo com o aumento da prevalência da infeção por HPV. Quando ocorre, o sintoma mais comum é o prurido crónico, mas muitas vezes pode parecer assintomático. O diagnóstico precoce é importante para aumentar as taxas de cura. No entanto, não existe uma forma simples e fiável de testar o cancro vulvar em mulheres que não apresentam quaisquer sinais ou sintomas. Não estão disponíveis testes de rastreio e apenas o exame físico e a história clínica são utilizados para a deteção precoce do cancro vulvar. Deve ser considerada a história de infecções sexualmente transmissíveis, doenças genitais, estados imunossupressores, hábitos de higiene deficientes, um nódulo ou crescimento na vulva, alterações na pele vulvar, como alterações de cor ou crescimentos que se assemelham a uma verruga ou úlcera, comichão na zona vulvar, hemorragia não relacionada com a menstruação ou sensibilidade na zona vulvar. Para o diagnóstico, é necessário um exame vulvar pormenorizado da pele e da mucosa vulvar, bem como a utilização da vulvoscopia e a biopsia de todas as lesões suspeitas. Outros métodos anteriormente utilizados, como a citologia ou o teste de Collins, foram atualmente abandonados devido ao seu baixo rendimento diagnóstico ou aos resultados falsos positivos. O diagnóstico das lesões pré-cancerosas vulvares é efectuado através da identificação de uma lesão por inspeção visual e confirmado pela realização de uma biopsia(1).

Doenças vulvares relacionadas com o HPV em mulheres idosas

As alterações decorrentes da menopausa incluem os níveis hormonais, alterações físicas no trato reprodutor feminino e alterações psicológicas. O epitélio da vulva torna-se mais fino e a irritação dos genitais externos (prurido vulvar) é comum após a menopausa, e algumas doenças vulvares benignas são mais comuns e o risco de cancro vulvar é mais elevado.

Apesar de a prevalência do papilomavírus humano (HPV)16/18 no cancro do colo do útero diminuir com a idade, a prevalência de outros genótipos de HPV parece manter-se estável até aos 75 anos de idade numa amostra de mulheres dinamarquesas idosas (2). Assim, a vacinação contra o HPV nestas mulheres pode ser um fator de previsão na redução das perturbações vulvares relacionadas com o HPV.

Verrugas genitais

As verrugas genitais (VG) são uma doença benigna sexualmente transmissível, normalmente causada pelo HPV6 ou 11 (alguns dos estudos mais rigorosos do ponto de vista metodológico encontraram o HPV6/11 em 96-100% das lesões) e é considerada uma "doença causada pelo HPV com um curto período de incubação". Dois em cada 11 homens e mulheres sexualmente activos na população geral dos EUA ou de países europeus referem já ter sido diagnosticados com GWs (3), (4). As taxas de incidência variam entre 1 e 2 por 1000 pessoas-ano, com taxas mais elevadas nas mulheres entre os 16 e os 24 anos de idade (5).

Cerca de 90% das GW são causadas por HPV não oncogénicos dos tipos 6 ou 11, mas os tipos 16, 18, 31, 33 e 35 também são ocasionalmente encontrados nas GW(6). As GW ocorrem habitualmente em torno do introito vaginal e podem também ocorrer em vários locais do epitélio anogenital ou dentro do trato anogenital (por exemplo, colo do útero, vagina, uretra, períneo, pele perianal ou ânus). As GWs são normalmente planas, papulares ou pedunculadas e são normalmente assintomáticas, mas dependendo do tamanho e da localização anatómica, podem ser dolorosas ou pruriginosas.

O diagnóstico das GWs é normalmente feito por inspeção visual. No entanto, a biopsia pode ser indicada se o diagnóstico for incerto, se as lesões não responderem à terapêutica padrão ou se a doença se agravar durante a terapêutica. De acordo com as últimas diretrizes de tratamento de doenças sexualmente transmissíveis do CDC, o teste de HPV não é recomendado para o diagnóstico de GWs, porque os resultados do teste não são confirmatórios e não orientam a gestão da GWs(7)

Os tratamentos das GW incluem crioterapia, ácido tricloracético ou remoção cirúrgica, que tem a taxa de eliminação primária mais elevada. As terapêuticas aplicadas pelos doentes incluem a podofilotoxina e o imiquimod. Contudo, a taxa de recorrência após um tratamento "bem sucedido" é de 30-40% (8).

As terapias disponíveis para as GWs podem reduzir, mas provavelmente não erradicam, a infecciosidade do HPV. Desconhece-se se a redução do ADN viral do HPV resultante do tratamento reduz a transmissão futura(7). Com uma elevada cobertura de vacinação contra o HPV em raparigas entre os 12 e os 17 anos de idade, observou-se uma redução importante das GW entre as mulheres elegíveis para a vacinação(9) , com as maiores reduções em países com elevadas taxas de vacinação, principalmente através de programas de vacinação escolar (Quadro 1) (10).

Numa amostra de mulheres australianas não vacinadas, foi detectado um segundo pico de verrugas genitais em mulheres no início dos 50 anos, o que sugere alterações nas ocorrências de HPV relacionadas com factores comportamentais(16). No entanto, noutra amostra de mulheres inglesas, um claro declínio das verrugas vulvares foi positivamente associado à cobertura estimada de vacinação em mulheres jovens, mas não em mulheres mais velhas(17)

Lesões pré-cancerosas vulvares

As lesões pré-malignas da vulva são mais comuns em mulheres mais velhas e muitas, mas não todas, estão relacionadas com a infeção pelo HPV. Está agora firmemente estabelecido que existem dois tipos distintos de neoplasia intra-epitelial vulvar (NIV) com uma patogénese diferente, eventos moleculares, caraterísticas morfológicas e risco de progressão para carcinoma escamoso. Estes compreendem uma NIV de tipo habitual mais comum relacionada com o HPV (também referida como tipo clássico, indiferenciado, basalóide, verrucoso, bowenóide) e um tipo diferenciado (simplex) mais invulgar que não está relacionado com o HPV e que está por vezes associado ao líquen escleroso(18).

A terminologia para as lesões escamosas do anogenital inferior associadas ao papilomavírus humano (HPV) tinha vários termos de diagnóstico e muitas vezes não reflectia os conhecimentos actuais sobre a biologia e a patogénese do HPV. A fim de facilitar uma comunicação clara entre diferentes especialistas, o College of American Pathologists (CAP) e a American Society for Colposcopy and Cervical Pathology (ASCCP) desenvolveram o projeto Lower Anogenital Squamous Terminology (LAST) numa reunião de consenso e aprovaram recomendações que normalizam a terminologia histopatológica biologicamente relevante para as lesões intra-epiteliais escamosas associadas ao HPV e os carcinomas escamosos superficialmente invasivos em todos os locais do trato anogenital inferior.

Tabela 1. Exemplos de redução das verrugas genitais após programas de vacinação contra o HPV em diferentes países

Referências	Conceção e contexto do estudo	Redução da população-alvo da vacina (tal como definida no estudo)	Redução nas populações não visadas pela vacina (conforme definido no estudo)
Fairley(11)	Estudo antes/depois num centro (todos os novos doentes do sexo feminino e masculino de qualquer idade)	Mulheres <28 anos: -25,1% (IC 95% -30,5 a -19,3%) por trimestre	Mulheres >28 anos: - 4,7% (IC 95% -13,9 a +5,4%)
Nsouli-Maktab(12)	Análises na Defesa Vigilância médica Sistema para todos os indivíduos	Mulheres < 25 anos: Redução de 40,1%	Mulheres > 25 anos: Estável de 2000 a 2010; aumento em 2011-2012
Baandrup(13)	Base de dados nacional em todas as idades	Mulheres com idades compreendidas entre os 16 e os 17 anos: 45,3% de diminuição média anual	Menor diminuição dos grupos etários das mulheres até aos 26-29 anos
Leval(14)	Bases de dados nacionais para a faixa etária 10-44 anos	Diminuição da incidência em mulheres com idades compreendidas entre os 17 e os 21 anos: RR de 0,74 para 17 anos e 0,83 para 21 anos	Noutras mulheres com idades compreendidas entre os 22 e os 25 anos: RR de 0,90 para 22 anos a 0,77 para 25 anos
Mikolajczyk(15)	Uma grande base de dados de cuidados de saúde de mulheres e homens com idades compreendidas entre os 10 e os 79 anos	Reduções de 47, 45 e 35% nas mulheres de 16, 17 e 18 anos	

O projeto LAST recomenda os termos lesão intra-epitelial escamosa de baixo grau (LSIL) e lesão intra-epitelial de alto grau (HSIL) para diagnósticos histopatológicos de infecções produtivas por HPV (que inclui verrugas genitais externas) e pré-cânceres, respetivamente (19).

Mais recentemente, a Sociedade Internacional de Doenças Vulvares (ISSVD) reviu a terminologia do Last Project em 2015 e propôs uma nova classificação que contém o termo "lesão intra-epitelial escamosa de baixo grau", mas a palavra "neoplasia" não é utilizada e, entre parênteses, afirma-se que o significado é o de condiloma plano ou efeito do HPV. Isto expressa a abordagem do ISSVD de que a LSIL não é pré-cancerosa e não precisa de ser tratada, exceto se for sintomática. Em seguida, utiliza-se HSIL e, entre parênteses, menciona-se o termo anterior (VIN habitual) (quadro 2).

Tabela 2. Resumo da terminologia mais recente das lesões intra-epiteliais escamosas vulvares.

ÚLTIMO 2012	• Lesão intra-epitelial escamosa de baixo grau (LSIL) • Lesão intra-epitelial de alto grau (HSIL)
2015 ISSVD	• Lesão intra-epitelial escamosa de baixo grau (condiloma plano ou efeito HP) • Lesão intra-epitelial escamosa de alto grau (tipo habitual VIN) • Neoplasia intra-epitelial de tipo diferenciado

A incidência mundial de NIV habituais (NIVu) em mulheres jovens tem vindo a aumentar nas últimas décadas, observando-se um pico de incidência bimodal aos 40-44 anos e acima dos 55 anos(20). Foram detectados tipos de HPV em cerca de 85-90% das NIV (21). O HPV16 está presente em 49-81% das NIV (22), seguido do HPV 33 (10,6%) e do HPV18 (2,5%)(23). As NIVu são sintomáticas em cerca de 60% dos doentes e as caraterísticas clínicas variam em termos de localização em qualquer parte da vulva, número, tamanho, forma, cor e espessura das lesões. As lesões são bem definidas, embora o contorno possa ser irregular ou serpiginoso(1). A cirurgia é considerada o tratamento de escolha, mas deve ser o mais conservador possível para reduzir as alterações na qualidade de vida (QV) dos pacientes tratados. A taxa de recorrência após a excisão varia de 20% a 40%.

A presença de doença multifocal está associada a uma maior incidência de recidiva(24). A excisão a laser de dióxido de carbono (CO_2) produz um bom resultado cosmético e funcional. A vaporização com laser de CO_2 e muitos tratamentos médicos foram introduzidos para evitar ou limitar a cirurgia, mas devem ser efectuadas múltiplas biopsias para excluir a invasão. O potencial maligno da NIVU é difícil de avaliar, sendo normalmente removida cirurgicamente para prevenir a doença invasiva, mas foi sugerido que o risco de futuro cancro vulvar invasivo (CVI) em doentes tratadas com NIV é considerado como sendo de cerca de 3-4% (25)

Efeito das vacinas contra o HPV nas lesões vulvares

Numa análise conjunta de três ensaios clínicos aleatórios para avaliar o efeito de uma vacina quadrivalente profiláctica contra o HPV na incidência de NIV, incluindo 18174 mulheres (16-26 anos) que receberam a vacina quadrivalente HPV6/11/16/18 L1 com partículas semelhantes ao vírus ou um placebo no dia 1, e nos meses 2 e 6, foi demonstrada uma elevada proteção contra a NIV relacionada com o HPV16/18 ou doença pior (100% em mulheres negativas para o HPV16/18 na linha de base e 62%

em mulheres incluindo as que eram positivas para o HPV16/18 na linha de base) (26).

Kenter et al. testaram uma vacina de péptido longo sintético (SLP) em 20 doentes com NIV de alto grau positivo para HPV16. Aos 12 meses de seguimento, 15 doentes apresentaram uma resposta clínica, com uma resposta completa em 9 casos. A resposta completa manteve-se aos 24 meses de seguimento. Neste ensaio, foram observadas respostas de células T induzidas pela vacina em todos os doentes e os que obtiveram resposta completa apresentaram uma resposta significativamente mais forte de células T CD4+ proliferativas associadas ao IFNy e uma resposta alargada de células T CD8+ IFNy(27). Também foram relatados resultados favoráveis em ensaios aleatórios que avaliaram o efeito terapêutico da vacinação de doentes com NIV HPV16-positiva, utilizando peptídeos E6 e E7 (27) ou a fusão da proteína E6E7L2 do HPV16, com tratamento tópico com imiquimod (28). Neste sentido, foi sugerido que o sistema imunitário desempenha um papel importante no controlo do desenvolvimento do cancro associado ao HPV através da imunidade específica aos oncogenes E6 e E7, e a infeção/neoplasia crónica de alto risco por HPV parece ser caracterizada por factores reguladores ou de escape imunossupressores sistémicos e/ou locais. Assim, as vacinas E6/E7 poderiam estar associadas a uma resposta clínica correlacionada com o desenvolvimento de uma resposta de células T específicas do HPV e com a modulação de factores imunitários locais fundamentais (8).

A NIV é mais comum em doentes mais velhos, especialmente com doenças dermatológicas crónicas. O NIV do tipo diferenciado tem um maior potencial invasivo e um tempo mais curto entre o diagnóstico e o CEC do que o NIVU. A abordagem terapêutica da NIV equilibra o potencial invasivo com a necessidade de ser tão conservadora quanto possível. Atualmente, o foco está nas vacinas preventivas e não nas terapias. A eficácia da vacina contra as NIV relacionadas com o HPV 16 e/ou o HPV 18 é mais elevada na população não infetada pelo HPV, com uma eficácia de 94,9%(29). As vacinas contra o HPV também demonstraram uma eficácia parcial de proteção cruzada contra tipos de HPV não vacinais, como o HPV 31, 33 e HPV 45(30), mas os estudos sobre vacinas terapêuticas são limitados.

Referências

1. Preti M, Scurry J, Marchitelli CE, Micheletti L. Vulvar intraepithelial neoplasia. Best Pract Res Clin Obstet Gynaecol. 2014 Oct;28(7):1051-62.

2. Hammer A, Mejlgaard E, Gravitt P, Hogdall E, Christiansen P, Steiniche T, et al. Distribuição do genótipo do HPV em mulheres dinamarquesas idosas submetidas a cirurgia devido a cancro do colo do útero. Ata Obstet Gynecol Scand. 2015

Dec;94(11):1262-8.

3. Dinh T-H, Sternberg M, Dunne EF, Markowitz LE. Genital warts among 18- to 59-year-olds in the United States, national health and nutrition examination survey, 1999--2004. Sex Transm Dis. 2008 Apr;35(4):357-60.

4. Hartwig S, Syrjänen S, Dominiak-Felden G, Brotons M, Castellsagué X. Estimation of the epidemiological burden of human papillomavirus-related cancers and non-malignant diseases in men in Europe: a review. BMC Cancer. 2012 Jan;12:30.

5. Hoy T, Singhal PK, Willey VJ, Insinga RP. Assessing incidence and economic burden of genital warts with data from a US commercially insured population (Avaliação da incidência e do peso económico das verrugas genitais com dados de uma população segurada nos EUA). Curr Med Res Opin. 2009 Oct;25(10):2343-51.

6. Garland SM, Steben M, Sings HL, James M, Lu S, Railkar R, et al. História natural das verrugas genitais: análise do braço placebo de 2 ensaios aleatórios de fase III de uma vacina quadrivalente contra o papilomavírus humano (tipos 6, 11, 16 e 18). J Infect Dis. 2009 Mar 15;199(6):805-14.

7. Workowski KA, Bolan GA. Diretrizes de tratamento de doenças sexualmente transmissíveis, 2015. MMWR Recomm Rep. 2015 Jun 5;64(RR-03):1-137.

8. Bosch FX, Broker TR, Forman D, Moscicki A-B, Gillison ML, Doorbar J, et al. Comprehensive control of human papillomavirus infections and related diseases. Vaccine. 2013 Dec 31;31 Suppl 7:H1-31.

9. Donovan B, Franklin N, Guy R, Grulich AE, Regan DG, Ali H, et al. Quadrivalent human papillomavirus vaccination and trends in genital warts in Australia: analysis of national sentinel surveillance data. Lancet Infect Dis. 2011 Jan;11(1):39-44.

10.   Mariani L, Vici P, Suligoi B, Checcucci-Lisi G, Drury R. Early direct and indirect impact of quadrivalent HPV (4HPV) vaccine on genital warts: a systematic review. Adv Ther. 2015 Jan;32(1):10-30.

11.   F airley CK, Hocking JS, Gurrin LC, Chen MY, Donovan B, Bradshaw CS. Rapid decline in presentations of genital warts after the implementation of a national quadrivalent human papillomavirus vaccination programme for young women. Sex Transm Infect. 2009 Dec;85(7):499-502.

12.   Nsouli-Maktabi H, Ludwig SL, Yerubandi UD, Gaydos JC. Incidence of genital warts among U.S. service members before and after the introduction of the quadrivalent human papillomavirus vaccine (Incidência de verrugas genitais entre

membros do serviço dos EUA antes e depois da introdução da vacina quadrivalente contra o papilomavírus humano). MSMR. 2013 Feb;20(2):17-20.

13. Baandrup L, Blomberg M, Dehlendorff C, Sand C, Andersen KK, Kjaer SK. Diminuição significativa da incidência de verrugas genitais em mulheres jovens dinamarquesas após a implementação de um programa nacional de vacinação contra o papilomavírus humano. Sex Transm Dis. 2013 Feb;40(2):130-5.

14. Leval A, Herweijer E, Arnheim-Dahlstrom L, Walum H, Frans E, Sparén P, et al. Incidência de verrugas genitais na Suécia antes e depois da disponibilização da vacina quadrivalente contra o papilomavírus humano. J Infect Dis. 2012 Sep 15;206(6):860-6.

15. Mikolajczyk RT, Kraut AA, Horn J, Schulze-Rath R, Garbe E. Alterações na incidência de diagnósticos de verrugas anogenitais após a introdução da vacinação contra o papilomavírus humano na Alemanha - um estudo ecológico. Sex Transm Dis. 2013 Jan;40(1):28-31.

16. Chow EPF, Fairley CK. A second peak in genital warts in later life suggests that behavioural factors explain a second peak in human papillomavirus prevalence in older women. Saúde Sexual. 2015 Jul 22;

17. Howell-Jones R, Soldan K, Wetten S, Mesher D, Williams T, Gill ON, et al. Declínio das verrugas genitais em mulheres jovens em Inglaterra associado à vacinação contra o HPV 16/18: um estudo ecológico. J Infect Dis. 2013 Dec 1;208(9):1397-403.

18. McCluggage WG. Lesões pré-malignas do trato genital feminino inferior: colo do útero, vagina e vulva. Pathology. 2013 May;45(3):214-28.

19. Darragh TM, Colgan TJ, Thomas Cox J, Heller DS, Henry MR, Luff RD, et al. The Lower Anogenital Squamous Terminology Standardization project for HPV-associated lesions: background and consensus recommendations from the College of American Pathologists and the American Society for Colposcopy and Cervical Pathology. Int J Gynecol Pathol. 2013 Jan;32(1):76-115.

20. Van de Nieuwenhof HP, Massuger LFAG, van der Avoort IAM, Bekkers RLM, Casparie M, Abma W, et al. O desenvolvimento do carcinoma espinocelular vulvar após o diagnóstico de NIV aumenta com a idade. Eur J Cancer. 2009 Mar;45(5):851-6.

21. Van de Nieuwenhof HP, van der Avoort IAM, de Hullu JA. Revisão das lesões escamosas pré-malignas da vulva. Crit Rev Oncol Hematol. 2008 Nov;68(2): 131-56.

22. Nygard M, Hansen BT, Dillner J, Munk C, Oddsson K, Tryggvadottir L, et al. Targeting human papillomavirus to reduce the burden of cervical, vulvar and vaginal cancer and pre-invasive neoplasia: establishing the baseline for surveillance. PLoS One. 2014 Jan;9(2):e88323.

23. De Sanjose S, Alemany L, Ordi J, Tous S, Alejo M, Bigby SM, et al. Atribuição do genótipo do papilomavírus humano a nível mundial em mais de 2000 casos de lesões intra-epiteliais e invasivas da vulva. Eur J Cancer. 2013 Nov;49(16):3450-61.

24. Hillemanns P, Wang X, Staehle S, Michels W, Dannecker C. Avaliação de diferentes modalidades de tratamento para a neoplasia intra-epitelial vulvar (NIV): vaporização a laser de CO(2), terapia fotodinâmica, excisão e vulvectomia. Gynecol Oncol. 2006 Feb;100(2):271-5.

25. Preti M, Igidbashian S, Costa S, Cristoforoni P, Mariani L, Origoni M, et al. VIN tipo habitual - do passado ao futuro. Ecancermedicalscience. 2015 Jan;9:531.

26. Joura EA, Leodolter S, Hernandez-Avila M, Wheeler CM, Perez G, Koutsky LA, et al. Efficacy of a quadrivalent prophylactic human papillomavirus (types 6, 11, 16, and 18) L1 virus-like-particle vaccine against high-grade vulval and vaginal lesions: a combined analysis of three randomised clinical trials. Lancet. 2007 May 19;369(9574):1693-702.

27. Kenter GG, Welters MJP, Valentijn ARPM, Lowik MJG, Berends-van der Meer DMA, Vloon APG, et al. Vacinação contra as oncoproteínas do HPV-16 para a neoplasia intra-epitelial vulvar. N Engl J Med. 2009 Nov 5;361(19):1838-47.

28. Daayana S, Elkord E, Winters U, Pawlita M, Roden R, Stern PL, et al. Ensaio de fase II de imiquimod e vacinação terapêutica contra o HPV em doentes com neoplasia intra-epitelial vulvar. Br J Cancer. 2010 Mar 30;102(7):1129-36.

29. Muñoz N, Kjaer SK, Sigurdsson K, Iversen O-E, Hernandez-Avila M, Wheeler CM, et al. Impacto da vacina contra o papilomavírus humano (HPV)-6/11/16/18 em todas as doenças genitais associadas ao HPV em mulheres jovens. J Natl Cancer Inst. 2010 Mar 3;102(5):325-39.

30. Kemp TJ, Hildesheim A, Safaeian M, Dauner JG, Pan Y, Porras C, et al. A vacina HPV16/18 L1 VLP induz anticorpos de neutralização cruzada que podem mediar a proteção cruzada. Vaccine. 2011 Mar 3;29(11):2011-4.

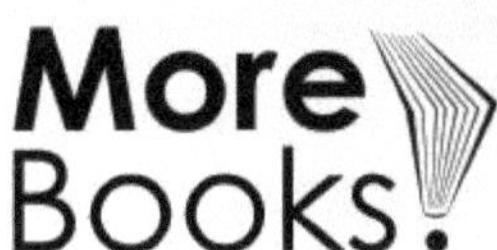

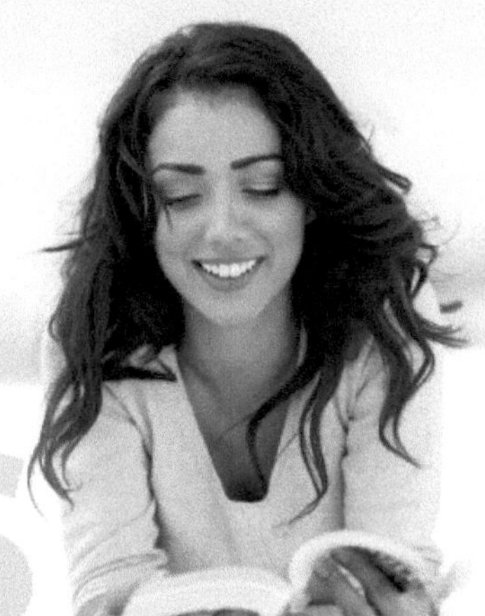

yes

I want morebooks!

Buy your books fast and straightforward online - at one of world's fastest growing online book stores! Environmentally sound due to Print-on-Demand technologies.

Buy your books online at
www.morebooks.shop

Compre os seus livros mais rápido e diretamente na internet, em uma das livrarias on-line com o maior crescimento no mundo! Produção que protege o meio ambiente através das tecnologias de impressão sob demanda.

Compre os seus livros on-line em
www.morebooks.shop

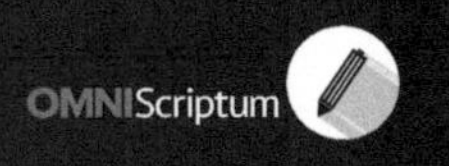

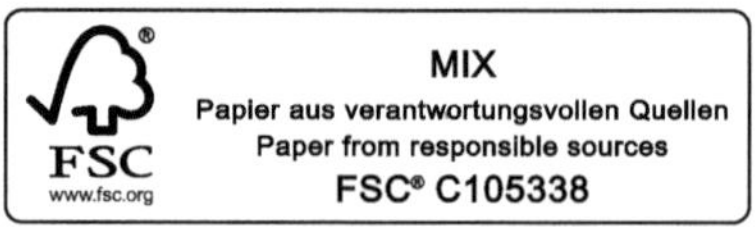

Printed by Books on Demand GmbH, Norderstedt / Germany